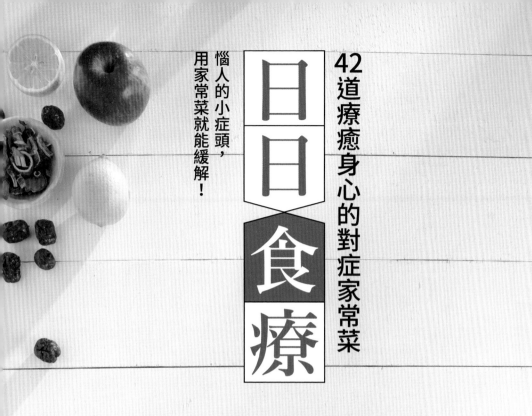

42道療癒身心的對症家常菜

日日食療

惱人的小症頭，
用家常菜就能緩解！

雅丰唯心中醫診所院長

陳峙嘉——著

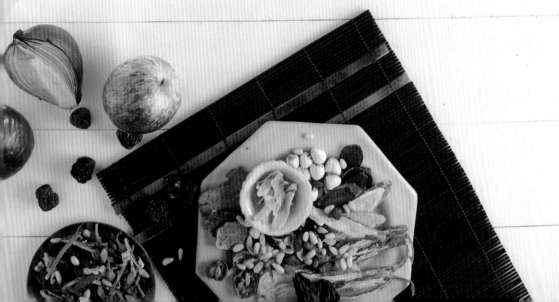

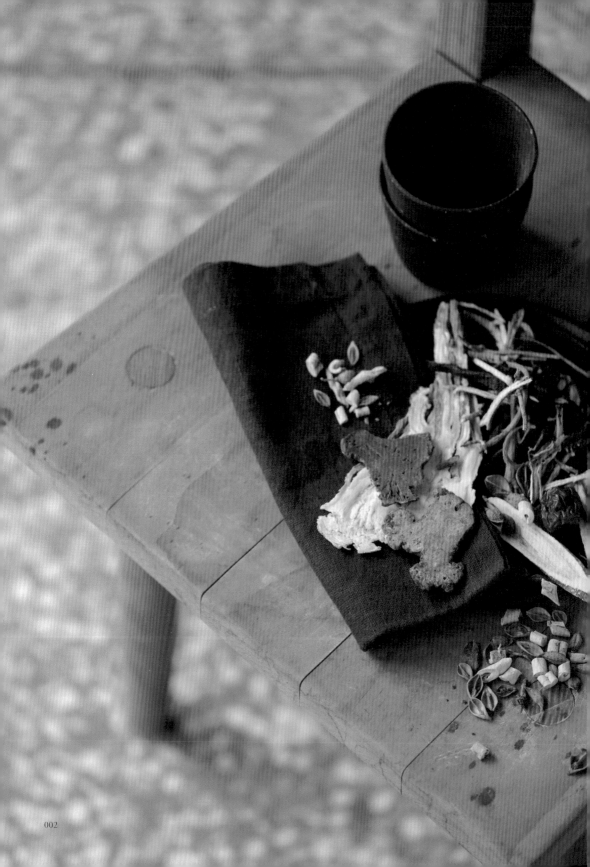

— 目錄 —

推薦序 最簡單的食物，就是對健康最好的食物／宋明樺

推薦序 中醫師的養生餐桌，讓你變幸福、也更健康／曾雅蘭

作者序 用食物，讓身心回歸平衡點

第 1 章

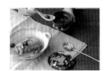

從內到外的體質問診室

學習認識自己的體質，對健康一定有幫助！

· 先有虛實，才有體質　016

· 氣虛、血虛、陰虛、陽虛、體質顯現出的四大虛證　020

· 肝、心、脾、肺、腎，從五臟找出病因　025

· 風、火、暑、濕、燥，傷害人體的六大邪氣　035

· 常見五大體質，決定你的健康　038

　》虛寒體質＋養生方案

　》燥熱體質＋養生方案

　》脾虛夾濕＋養生方案

　》肝氣鬱結＋養生方案

　》上熱下寒＋養生方案

· 調理體質，養生首重平衡　050

· 別讓養生變傷身，最想知道的健康迷思大解答！　053

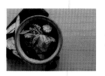

第 2 章

疲勞回復餐

過勞工時長，現代人常見症狀，你中了幾個？

◆ **老是沒精神** --- 黃耆排骨精力湯　　　　066

◆ **早上起不來** --- 人參咖啡早餐　　　　068

◆ **不想去上班** --- 能量抗鬱水果乾　　　　070

◆ **肩頸如化石** --- 鮭魚舒筋湯　　　　072

◆ **腰痠屁股大** --- 赤小豆祛濕溫沙拉　　　　074

◆ **頭昏又眼花** --- 黃耆蛤蜊止暈湯　　　　076

◆ **胸口悶悶的** --- 柴胡山藥護肝湯　　　　078

◆ **忘東又忘西** --- 蓮藕天麻益腦湯　　　　080

◆ **心情不太好** --- 酸棗仁安神穀漿　　　　082

◆ **晚上睡不著** --- 薰衣草安眠飲　　　　084

Dr.Chen 養生面面觀　疲勞時喝「提神飲料」真的有用嗎？

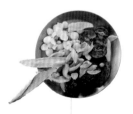

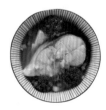

第 **3** 章

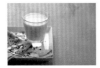

體質改善餐

難治小毛病，其實這樣吃就好！

◆ **便祕好苦惱** --- 窈窕輕暢南杏飲　　092

◆ **免疫力下降** --- 雙棗人參滋養湯　　094

◆ **夏天常中暑** --- 蓮子木耳消暑飲　　096

◆ **頭痛快爆炸** --- 川芎雞肉咖哩　　098

◆ **感冒好不了** --- 黃耆鱸魚補氣湯　　100

◆ **消化特別差** --- 陳皮雞絲健胃沙拉　　102

◆ **變天就鼻塞** --- 桂枝蛤蜊通鼻湯　　104

Dr.Chen 養生面面觀 ｜ 小孩調體質，一定要趁在六歲前？

第 **4** 章

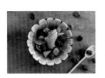

分齡保健餐

不分老少，全家都能喝

◆ **孩子長不高** --- 當歸山藥轉骨湯　　112

◆ **經期亂糟糟** --- 益母草麻油雞湯　　114

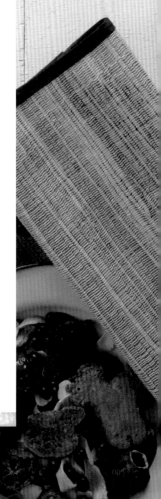

◆ **更年期不適** --- 銀耳百合滋補湯　　　　116

◆ **每晚都尿床** --- 麻油桂圓炒蛋　　　　118

◆ **老是膝蓋痛** --- 鮭魚蛤蜊強膝湯　　　　120

◆ **睡睡又醒醒** --- 芝麻核桃安眠飲　　　　122

◆ **頻尿好痛苦** --- 山藥薏仁縮泉湯　　　　124

Dr.Chen 養生面面觀　吃腦真的能補腦嗎？

第 **5** 章

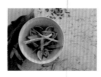

青春健美餐

愛美是永遠的課題，就從現在開始！

◆ **肚子凸又大** --- 柏子仁纖體飲　　　　132

◆ **吃出一身油** --- 洛神決明子消脂茶　　　　134

◆ **面有菜菜色** --- 當歸豬肝美肌湯　　　　136

◆ **肌膚好缺水** --- 銀耳紅棗水嫩湯　　　　138

◆ **白髮變黑髮** --- 黑豆蛤蜊養髮湯　　　　140

◆ **體內濕氣重** --- 四神排濕湯　　　　142

Dr.Chen 養生面面觀　坐月子一定要喝「米酒水」？

第 6 章

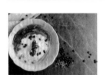

一帖見效餐

從頭到腳都是病，現代人到底怎麼了？

◆ **雙眼好緊繃** --- 穀精子護眼蒸蛋 　　150

◆ **熬夜真肝苦** --- 五味子鮮蚵豆腐 　　152

◆ **皮膚紅又癢** --- 冬瓜薏仁舒敏湯 　　154

◆ **還我一身香** --- 魚腥草清香湯 　　156

◆ **解酒不求人** --- 扁豆葛花醒酒湯 　　158

◆ **戒菸好痛苦** --- 薄荷葉斷癮果汁 　　160

◆ **耳朵別再鳴** --- 石菖蒲鮮蚵安靜湯 　　162

◆ **喉嚨癢又乾** --- 百合水梨潤喉湯 　　164

Dr.Chen 養生面面觀 肝指數過高，要先救的是「脾」？

特別
收錄

運動、宵夜都能吃，簡單就完成！

這些時候，也可以吃食療！

◆ **燃脂最快速** --- 黑豆菠菜燕麥粥 　　172

◆ **增肌這樣吃** --- 黃耆鮭魚玉米粥 　　174

◆ **比賽前備戰** --- 人參牛肉番茄湯 　　176

◆ **就想吃宵夜** --- 夜交藤排骨寧心湯 　　178

簡單的食物，
就是對健康最好的食物

和陳醫師在節目中相識，陳醫師專業、認真又親切的形象，令人印象深刻。用正確的食物來預防疾病一直是我做為營養師的目標，注重保養身體之外，也很希望可以吃得健康、又能吃得美味。現代人生活忙碌、壓力又大，要每餐自備確實不容易，但是每天最基本的目標，均衡攝取六大類食物則是達到健康、預防疾病最基本的概念。

現代人常因過勞、工作壓力、睡眠不足等失衡的生活習慣，導致免疫力逐漸下降，大家都知道問題癥結，但是要在百忙之中管理自己的健康，確實不容易。然而我們只需要在日常生活的飲食之中，找尋最適合自己身體最需要的食物，讓體內營養素獲得平衡，就能產生強大的免疫力。

中醫食療的觀點與營養學也有某些地方不謀而合，運用最基本的食材達到養生的目的。陳醫師再度出書，非常開心讀者又再度多了一本實用的健康食療書，這本書從體質的完整介紹以及各種對症家常菜，內容豐富、切合實用，幫助讀者從內到外好好認識自己的體質，若能認真且按其方法在生活中執行，相信一定能讓身體更健康，享受更自在、幸福的人生。

營養師 宋明樺

中醫師的養生餐桌，
讓你變幸福、也更健康

老陳，你怎麼這麼棒～

繼煮湯之後，現在要煮菜了？！為什麼要來搶我的專業……（哭哭）

（開玩笑的啦，哈哈哈）

自從在我主持的「帥哥醫生」節目中認識了陳峛嘉醫師，才知道原來他不是印象中傳統的嚴肅中醫師，厲害的是，他除了擁有幽默的性格、專業的醫術之外，搭配他帥氣的外表、溫柔的嗓音，讓我繼林志玲之後，也成為他的粉絲了！雖然這樣誇他，可能會讓他太驕傲，但他真的很棒。

在《日日食療》這本書裡，陳醫師針對不一樣的體質設計出不一樣的菜單，非常實用！身兼老婆、媽媽身分的我，這本書根本就是超棒的工具書，跟著陳醫師一個步驟一個步驟的做，料理變得很簡單，就算是零廚藝也能把家人照顧好好的！

對我來說，陳醫師不僅是「帥哥醫生」的扛霸子，也是我最好的朋友。加油！

節目主持人 曾雅蘭

用食物，
讓身心回歸平衡點

俗話說：「病從口入」，一般人會將它解讀為吃了髒東西會生病，但其實更好的解釋應該是吃了「不對」的東西進而影響到身體健康。現代人對於飲食衛生越來越在意，也都知道如何趨吉避凶，但是對於「應該吃什麼」卻還是處於一知半解的狀態。

我認為大家並不是缺少這方面的知識，而是有太多資訊不斷從各種管道湧入。今天看電視說吃某個東西對身體很好，明天可能又聽說吃這個東西有害。導致我們不知道該如何判斷訊息的真偽，常常有人問我這方面的問題，我自己也收到過很多這樣的文章，整篇文章看下來，大概有 80% 的敘述是正確的，20% 是錯誤的，但是這錯誤的 20% 往往都是最吸引人、最容易引起大家興趣的地方，因此首先要擁有正確的健康知識才是邁向健康的第一步。

每個人的體質都不同，適合不同的食物來調理身體。因此，延續上一本書的精神，這本書帶讀者重新認識自己的「體質」。其實身體不舒服，就是體質失去平

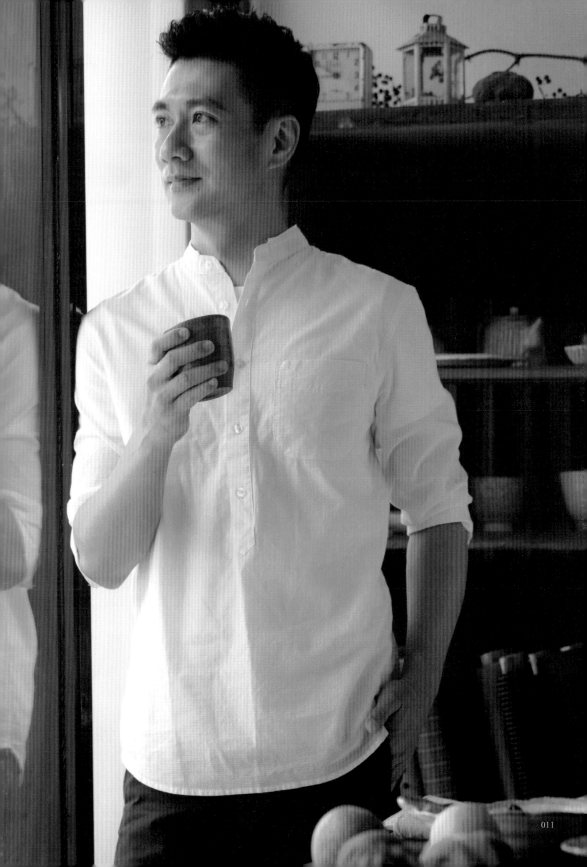

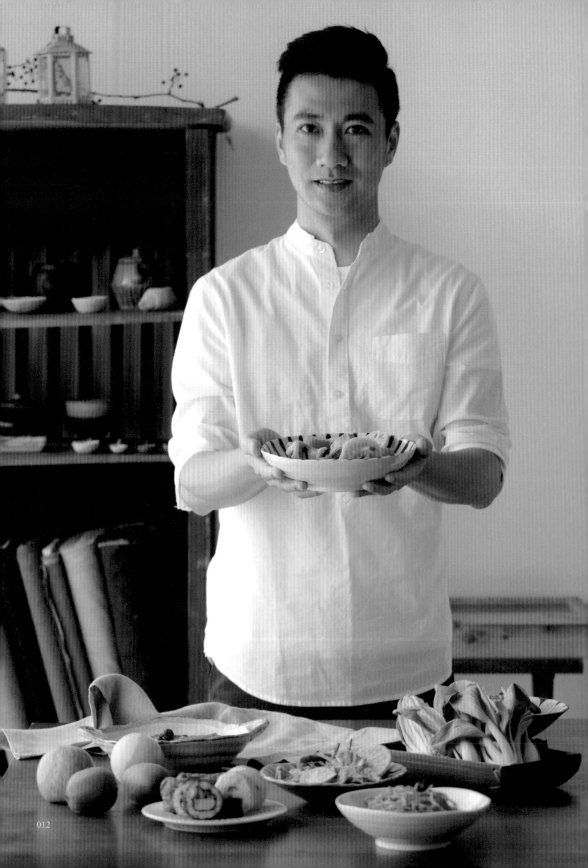

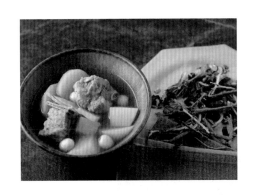

衡了。本書深入淺出說明一般人常聽到氣虛、血虛、肝主血、脾虛夾濕等與健康的關係，以及該如何自我判斷體質。當身體有點不舒服的時候，利用簡單且容易取得的食材做一道適當的料理來吃，就能讓身體回復到理想的狀態。

隨著時代的改變，現代人的生活習慣也跟以前大不相同，常常加班、熬夜，作息不規律，平常工作已經很忙碌，對於食療需要有更精簡的事前準備，因此這本書增加了很多食療以及健康飲品，讓讀者們可以在短時間內準備能療癒身心的家常菜，不一定要在正餐的時間才能夠吃，下午茶時間、宵夜時間，有需要的時候，都可以自己動手做，輕鬆就能做出緩解身體不適的料理。

希望藉由這本書讓大家對中醫的基本理論有更進一步的認識，在陰陽平衡、藥食同源的基礎上，學會簡單判斷自己的體質，同時掌握食物的偏性，對於食物的選擇與搭配就更能靈活運用，當身體有點不舒服時，就可以為自己泡杯茶飲或是煮一道熱湯或家常菜，從內在調整，就能緩解各種不適，擁有健康的體魄。

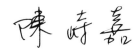

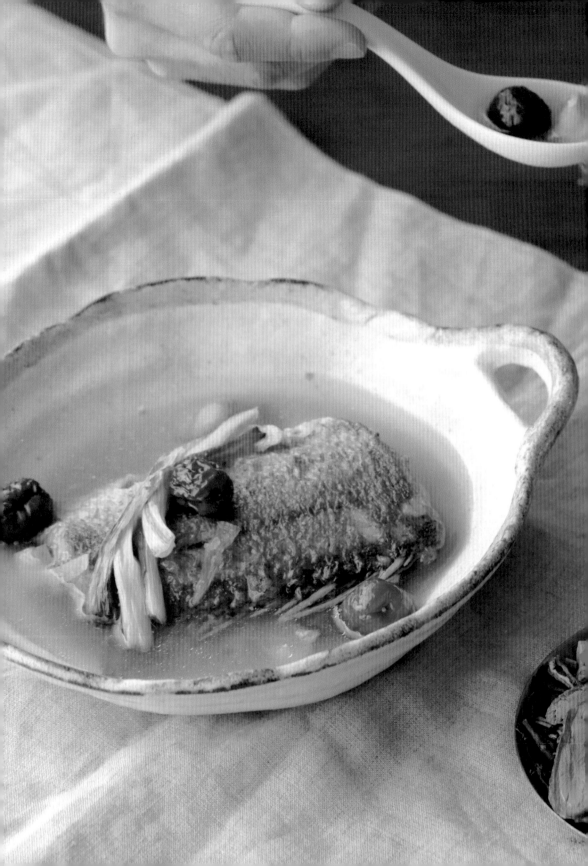

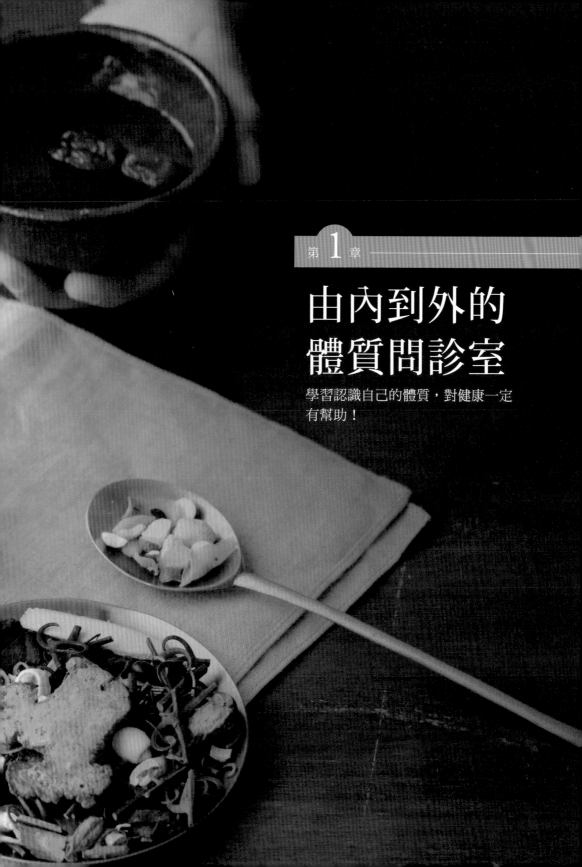

第 1 章

由內到外的
體質問診室

學習認識自己的體質，對健康一定
有幫助！

先有虛實，才有體質

我在看診時，病人常問我：「陳醫師，為什麼我跟別人吃一樣的食物，對方沒事，我卻會拉肚子？」或是看別人吃有效，自己也跟買，但卻完全沒效果。其實道理很簡單，因為每個人的體質都不同，對於相同東西的反應，自然就會不一樣，產生的結果也就不同。

「體質」在兩千多年前的《黃帝內經》中就有完整的敘述，從體質的分類、形成到變化的來龍去脈，記錄的非常透徹，但以現代科學的邏輯來說，很難徹底了解這套理論系統，所以也常常陷入人云亦云，好像是又好像不是，最後變成了不知所云的狀況。

既然如此難懂，我們為什麼還是要認識體質呢？很簡單，因為體質和身體的感受息息相關，這些感受則包括肚子痛、頭痛或是長痘痘等症狀。一般來說，健康的身體會呈現平衡的狀態，就像天平一樣，但若失去平衡，天平就會歪向一邊，這就表示體質出現變化，變化後的結果就是身體會出現各種不舒服。

正因如此，我認為每個人都該了解自己的體質，但該如何判斷呢？實際上，判斷體質時也是要有邏輯依據的，而這個依據正是前文提到的「身體感受或症狀」。當你

能把身體的改變描述得越清楚，就越容易能判斷出體質，得到的結果也會更貼近實際狀況。

虛證、實證，反應身體的狀況

不過，判斷體質的「邏輯依據」究竟是什麼呢？其實就是我們常聽到的「虛證」及「實證」。前者指的是「正氣虛」，即人體本身的虧損，表示身體的某個部分變虛弱了；後者指的是「邪氣實」，也就是指外在邪氣擾亂了臟腑功能，邪氣則包括風、火、暑、溼、燥、寒共六種邪氣。

至於接在虛實後的「證」字，雖然和身體不舒服時講的「症」狀讀音相同，但是兩個字是不一樣的，這也是傳統中醫與現代醫學不同的地方。中醫講的「證」是一個症候群的概念，是很多「症狀」的集合，將身體的許多症狀、表現進行歸納，可以推導出體內狀況的類型，就稱為「證」型，只要將歸納出來的證型調整到平衡狀態，身體的症狀就會消失，

舉例來說，老王某天跟朋友去應酬，吃了日式燒烤後不過癮，又去吃了麻辣火鍋，期間又喝了酒，一直到凌晨才回家，結果隔天起床發現嘴巴很乾、喉嚨有點痛、牙

齦浮腫、刷牙流了點血、還破了兩個洞、嘴巴周圍也冒了幾顆大痘，甚至便秘，導致痔瘡出血。大家想想，如果以現代醫學來看，他大概得了口內炎、咽喉炎、痤瘡、便秘、痔瘡等，要掛的科包括牙科、耳鼻喉科、皮膚科、直腸外科，甚至可能得再照大腸鏡。但是以中醫的角度來看，他這些症狀都是因為「火氣大」引起的。簡單來說，並不是身體裡真的有火在燒，而是因為吃太多燥熱食物，身體來不及平衡回來，超過原本的臨界值，導致脾胃產生火氣，只要消滅脾胃的火氣，症狀很快就會消失了。

有了虛實的概念後，我們才能了解身體到底是哪裡虛弱了？邪氣又位在什麼部位？之後中醫便能透過這些不舒服的症狀，進而判斷出你是屬於哪一種體質。若是不了解自己的體質，盲目飲食或吃藥，不但病好不了，甚至還可能錯過治療時機，因此了解自己的體質，正是現代人邁向健康的首要關鍵。

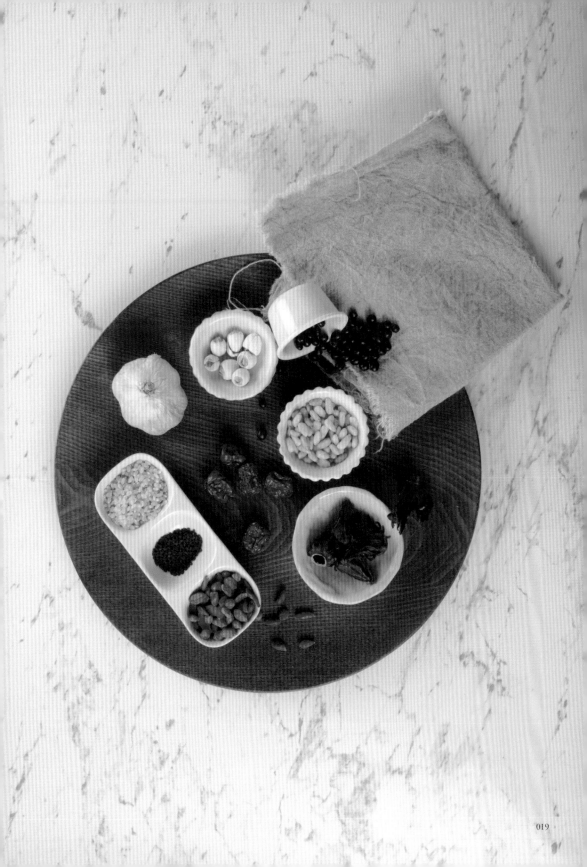

氣虛、血虛、陰虛、陽虛、體質顯現出的四大虛證

了解虛證及實證代表的意義後，接下來要談談所謂的
「正氣虛」究竟會出現哪些症狀。

基本上，虛證脫離不了人體的氣、血、陰、陽，因此體
質有「四大虛證」，分別是氣虛、血虛、陰虛、陽虛，
可能單獨出現，也可能會同時出現，不同的虛證表現到
身體上的症狀就會不同，只要了解各種虛證在身體上會
有哪些表現，當身體出現症狀時，就能反推出身體的問
題了。

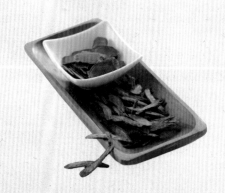

氣虛　體內氣不足，造成身體活動力不佳

哪一種人容易發生　勞累過度、飲食不規律，或是需要大量講話的人。

常見症狀
- 臉色蒼白
- 有氣無力，感覺沒睡醒
- 講話時沒辦法把一個長句子講完，中間需要再吸口氣
- 懶得說話，或是講話聲音小
- 音質空虛，一句話的最後幾個字常是氣音
- 容易感冒
- 不喜歡動，一動就覺得累需要休息
- 食量差，吃不多

症狀說明　「氣」是一個很虛無飄渺的東西，能生血、行血、攝血（掌管及控制血液），簡單來說，氣就是身體的「動力」，體內的血液、液體、或器官的活動，都需要氣來推動，而動力就像燃料，過度勞累或大量講話，都會不斷消耗，過度消耗就是氣虛了。

一旦氣不足，身體的循環、五臟六腑的活動力就會變差，甚至會跑到不該去的地方，出現臟器下垂、出血等現象。氣血循環不好，身體運作動力不足，表現在外，人就會看起來臉色蒼白，欲振乏力，常常覺得才動一動，就想停下來休息。此外，若身體已出現氣虛症狀，平常又喜歡喝冰飲、吃生冷食物，下一步就是變成接下來會提到的「陽虛」體質。

養生建議　平常就要多幫自己補氣，即補充能讓身體更有動力、精神更好的食物，像是人參、黃耆、枸杞、紅棗、山藥等，都是很好的選擇，並適量食用即可。

陽虛　體內熱能不足，導致體溫低、怕冷

哪一種人容易發生　喜歡吃生冷食物、喝冰飲、吃冰的人。

常見症狀
- 精神不濟、嗜睡
- 容易腰痠背痛
- 怕冷、無力，且手腳冰冷
- 大便偏軟不成形，頻尿、尿多

症狀說明　人體講求陰陽平衡，陽氣一旦不足，陰氣相對就會過旺，而陽、氣及陰、血是相對的，陽、氣代表動力、有溫度的一方（熱能）；陰、血代表基礎、寒冷的一方（寒氣），正常人的身體兩方應該要能陰陽平衡，不會過熱，也不會過冷，身體的溫度會維持在舒服的狀態。但是，一旦體內陽氣不足，陰氣相對就會增加，特別是本身已有氣虛的人，如果又愛喝冰飲、吃冰等，讓身體多了很多屬陰的東西，即破壞陰陽的平衡，讓陰增加，陽相對就減弱，即形成陽虛，是指身體的動力不足、溫度偏低，處於一種寒冷的狀態，這個狀態也稱為「陰寒」。

陽虛簡單來說，就是氣虛的嚴重版，身體會開始出現「寒冷」現象，除了身體溫度偏低，表現在外的症狀還包括精神不濟、嗜睡、容易腰痠背痛、怕冷、無力、手腳冰冷等，需要溫暖身體，才能讓症狀減緩。

養生建議　為了溫暖身體，建議可在料理中放薑、麻油、韭菜、肉桂、杜仲，或常吃溫補三寶，即薑母鴨、麻油雞、羊肉爐，只要身體熱了，就能改善陽虛體質。

血虛 體內血不足，身體得不到營養

哪一種人容易發生　有貧血，或患有出血症的患者，像胃出血、痔瘡出血等。女性月經過後也容易發生。

常見症狀
- 臉色偏黃、沒有光澤，皮膚較乾燥、粗糙
- 嘴唇、指甲顏色偏淡或蒼白
- 有氣無力、容易頭暈、心悸、心慌、失眠
- 月經量較少，經血的顏色較淡、偏稀薄

症狀說明　「血」與氣是相對的，除了血液之外，也可以想像成是身體有形物質的總稱，包括水分等。血、氣是互相依附存在的關係，中醫認為「血為氣之母，氣為血之帥」，血在身體裡要靠氣的推動，才能夠流動，並到達五臟六腑、皮膚、筋骨等，將營養送到全身的組織器官，給予滋潤，而人體必須要得到這些營養，才能維持源源不絕的動力，如果血沒辦法輸送營養，就形成了「血虛」，即血液運行處於虛弱狀態。

血虛的人由於氣無法推動血液運行，營養不足的情況下，臉色會偏黃、沒有光澤，嘴唇、指甲顏色偏淡或是蒼白，很容易頭暈、心悸、心慌、失眠，看起來有氣無力，皮膚也會偏乾燥、粗糙，女性還會出現月經量少，經血顏色淡、水水的等症狀。此外，血虛很容易出現在貧血、患有出血症的患者身上，像是胃出血、痔瘡出血等，另外女性月經後，因大量出血緣故，也會有血虛現象。

養生建議　若想改善血虛，平常可補充當歸、黃耆、豬肝、黑木耳、紅鳳菜等，都是不錯的選擇。

陰虛　體內水分不足，火氣又大

哪一種人容易發生　晚睡、熬夜、日夜顛倒，或正處於更年期的人。

常見症狀
- 口乾舌燥、心煩氣燥
- 夜間盜汗、手腳發熱
- 睡不著或睡不安穩，容易多夢
- 大便乾澀
- 臉色偏紅，或易發熱
- 常頭暈、耳鳴

症狀說明　人體一旦開始活動，就會消耗身體活動所需的燃料，當活動量越大，燃料就消耗的越快，這個燃料就是「陰」。更簡單的說，當身體營養充足時，精神會很好，但如果身體過度活動，沒有適時補充燃料，便是所謂的「陰不足」，當陰與陽處於這種不平衡狀態的時候，體內溫度會越來越高，就會開始出現不適。即「身體陰虛，而出現火氣大」，這時只要補充一些燃料，火氣就能變小，正是「滋陰降火」的概念。

因此，陰虛通常伴隨火氣大症狀，人體一旦火氣太旺，便會開始口乾舌燥、心煩氣躁、夜間盜汗、手腳發熱、睡不著或睡不安穩、容易多夢等，此外，其他像是糞便太乾、臉紅、頭暈、耳鳴等症狀，也屬於陰虛症狀。這時只需要補充陰氣，幫身體降溫，就能回到平衡的舒適狀態。

養生建議　滋陰最快的方法就是補水及保水，因此建議可吃白木耳、黑木耳、蓮子、百合、麥門冬、龜苓膏等，滋潤身體。

肝、心、脾、肺、腎，
從五臟找出病因

不少人來求診時，在描述完症狀後，我通常會說明是因為哪一個臟腑的問題，才導致症狀。但患者通常不太明白，很多人以為皮膚癢就是皮膚出狀況、頭痛一定是頭部問題等，事實上不然。

舉例來說，我以前念博士班時，皮膚很不好，換季時容易發癢，之後求助於中醫，經過詳細問診後，發現是「脾濕」引起的皮膚問題。我當時直覺認為，脾臟不就是在胃後面，具有造血及過濾血液功能的器官嗎？為什麼跟皮膚有關係，而且脾臟怎麼會是濕的，實在有點無法想像這個邏輯。直到後來，念了中醫才了解，脾臟統血，並且為後天之本，掌管食物的運送消化，跟身體的肌肉有關，喜歡乾燥不喜歡潮濕，一旦脾臟累積了太多濕氣，在換季時就容易跑到體表，造成皮膚癢等症狀。

一個臟腑，通常負責多種功能

前文提到的「四大虛證」，有可能是全身性發生，也可能發生在人體五臟六腑的某幾個，不過，中醫講的臟腑跟現代醫學講的器官略有不同。中醫上的「臟腑」較偏向功能性的系統，涵蓋範圍較廣，包含很多器官；而現代醫學上的「器官」較侷限在解剖學上的臟器。

簡單來說，現代醫學若講到心臟，指的就是位在胸腔的那一顆幫浦；而在中醫上「心主血脈」，表示心臟跟整個心血管系統都有關，其他如心主神明、心藏神等，即跟精神、思想有關係。因此，以中醫來說，心臟並不單純只有心臟的功能，也和我們的腦部、精神層面有關。

只要了解下列五臟各自負責的功能，再結合前面介紹的人體四大虛證，就能進一步從身體不舒服的症狀，回推出是哪一個臟腑出了問題。這樣一來，在對證食療時不但準確，也能幫助更精準判斷出體質，一舉兩得。

肝臟

人體最大的臟腑，並能調節情緒

功能① 肝主疏泄

負責疏通、排泄體內的氣、血、水及情緒

能調節身體的氣和情緒，並有「肝為將軍之官」一說，代表肝要負責指揮身體的氣血流動方向，維持氣血運行的順暢，以及情緒的發洩。現代人情緒緊繃、壓力大，如果又無處發洩，就會引起肝氣鬱結，使肝的疏泄功能無法正常發揮，進而引起身體機能失調。

臨床上發現，個性急、壓力大、情緒較壓抑的女性，肝的疏泄功能不順暢，氣血無法順利宣洩，就容易產生經前症候群，或是在肝經通過的地方產生鬱結，像是甲狀

腺結節、胸部囊腫、及子宮肌瘤，這都是跟肝的疏泄功能失調、肝氣鬱結有關。此外，我們常說維持心情愉快，身體就會健康，強調心理會影響生理，或許科學沒有明確的證據，但對照前文，因肝臟主管情緒發洩，因此也就不難理解了。

__相關症狀__　經前頭痛、脾氣暴躁、食慾不振、胸悶等。

功能② 肝藏血，主筋開竅於目，其華在爪

負責儲存及調節血量，並維持眼睛、指甲健康

人類休息時，血液要收藏到肝臟，活動時，肝臟則必須把血液釋放出來，再供應到全身，這就是藏血功能。此外，身體的筋及肌肉也需要肝血的滋潤，一旦肝血不足，便容易引起抽筋、筋骨痠痛、肌肉關節緊繃等現象。

肝血是否充足可從指甲判斷，正常的指甲應該紅潤有光澤，若肝血不足，指甲就會變得黯淡無光澤、脆弱、蒼白。再者，因「肝開竅於目」，肝與眼睛健康與否也息息相關，若希望眼睛明亮、視力好，則需要體內血液、精氣、水的滋潤，一旦肝血不足，眼睛就容易模糊，若肝臟濕熱，眼睛就會變黃。

__相關症狀__　抽筋、筋骨痠痛、關節緊繃、指甲易斷、視力模糊等。

心臟

位於身體正中心，更是一切生命的起源

功能① 心主血脈

負責心臟的搏動，及調節血液在體內的流動性

心臟的心氣若充足，促使心臟搏動的動力就足夠，收縮力、心律也會正常。除此之外，只要心氣充足，血液就能順利在脈管內流動到全身，身體得到血液充分的滋潤與營養，臉色自然就會紅潤；反之，若心氣不足，臉色就會黯淡無光，甚至產生胸悶、心悸、胸痛等症狀。另外，「心開竅於舌」，表示從舌頭可看出心臟功能的好壞，心臟健康，舌頭就會呈現淡紅色健康狀態，如果心血阻塞，舌頭就會呈現暗紫色。此外，汗是心臟的液體，流汗過多，耗傷太多的心血與心氣時，也會引起胸悶、心悸等現象。

相關症狀 胸悶、心悸、臉色蒼白、舌頭呈現暗紫色等。

功能② 心主神明

負責維持人體的精神狀態

這裡的「神」是指人的精神狀態，透過臉色、眼神、語言，及反應各方面表現出來，也就是常聽到的「相由心生」概念，心裡的思想、思維、精神狀態，都會透過外表、舉動、語言表現。如果心神功能良好，人看起來就

精神飽滿、思慮清晰；如果心神不佳，看起來就會精神萎靡、反應遲緩，因此若長期精神不佳，卻又找不出原因，也有可能是心臟的問題。

相關症狀　精神不佳、心神不寧、思考力差、反應遲鈍等。

脾臟

負責維持免疫力，脾氣足，身體就會好

功能① 脾主運化

負責轉化養分及排泄廢物

運化就是運送和轉化的意思，當食物、水分從嘴巴吃進身體裡後，就要透過脾臟的運化功能，轉變成身體可用的精微物質，再化成氣、血、水分等，運行到全身各處，讓身體使用，而身體不能使用的水分、糟粕等代謝廢物，也是透過這個功能，往下輸送到腎、膀胱、大腸，化為大、小便排出體外。如果脾運化的功能正常，氣血就會充足，體力、抵抗力自然就好；反之，人就容易覺得疲倦，常生病、腹脹、腹痛、腹瀉，特別是不少人一用餐完畢就跑廁所，糞便軟散不成形，也是因為脾臟虛弱的關係。

此外，由於「脾主肌肉，開竅於口，其華在唇」，指的即是若脾臟的氣充足，四肢、肌肉就會強壯有力，口唇

也會紅潤有光澤，脾氣一旦虛弱，肌肉就會比較瘦弱、四肢無力，吃東西常覺得口淡無味，唇色也比較容易蒼白。現代人飲食常不規律，又喜歡吃甜食、喝冷飲，都會阻礙、傷害脾臟，導致營養吸收、廢物排泄的功能出現紊亂，讓體內堆積太多廢物，造成身體虛弱、抵抗力差，容易生病。

相關症狀 腹痛、腹瀉、四肢無力、三高等。

功能② 脾主統血

負責掌管、控制血液的運行

體內的血液正常來說應該要在血管裡運行，脾氣若充足，氣血就充足，便能將血液穩固在脈管裡，不會到處亂跑。如果統血功能出現問題，血液就會流出脈管，跑到不該去的地方，身體就會出現一些出血症狀，像是尿血、吐血、便血、或是皮下出血，有些人常在皮膚表面發現紅點，或是莫名瘀青，都跟統血功能失調有關。

相關症狀 皮下出血、瘀青、便血等，任何出血症狀。

肺臟

不只負責呼吸，也能調節水分

功能① 肺主氣，司呼吸

掌管體內的氣運行，及呼吸功能

肺是氣體交換的地方，吸氣時將自然界的「清氣」吸入

肺中，與脾臟往上輸送的精氣結合形成「宗氣」；呼氣時，身體的「濁氣」會由肺臟排出體外，肺臟功能若失常，呼吸功能就會減弱，氣的生成出現問題，導致身體出現氣虛、疲倦現象。

「肺開竅於鼻，其華在毛」，指的即是鼻與肺功能有關，一旦肺氣失調、或是受到外來邪氣干擾時，鼻子就會出現鼻塞、打噴嚏、流鼻水、聞不到味道的現象，此外，肺也與人體表面的毛髮相關，這些毛髮位於體表，最容易感受到溫度、濕度的變化，一旦超過身體能夠承受的極限時，就會產生不舒服症狀。同樣的，肺氣的強弱也會從皮膚、毛髮表現出來，肺氣越足，輸送到體表的氣、血、營養物質就越多，毛髮生長會越好，因此若是毛髮脆弱，就可能是肺部的問題。

相關症狀　氣虛、感冒、胸悶喘促、毛髮脆弱等。

功能② 肺通調水道

負責體內水分的運行、代謝

肺與體內水分的調節功能息息相關，體內水分往上、往外宣發時，就會形成汗液排出體外，水分往下、往內肅降時，便經由腎臟的氣化功能轉為尿液排出體外。

有句話說「肺為水之上源」，指的也是肺通調水道的功能，但是我覺得這句話很有意思，大家應該都有用茶壺倒水的經驗，茶壺的蓋子上都會有一個小孔，當你倒水的時候，空氣會從這個小孔進去，水就能夠很順暢地流出來，如果把這個小孔塞住，水流就會忽大忽小，變得

不順暢，肺就有點像茶壺蓋子上這個小孔的功能，水分要能順暢地從身體排出體外，一定也要讓氣體能夠順暢地進入身體才行，而這兩個功能都與肺有關，也就不難想像肺功能的重要性了。

<u>相關症狀</u>　鼻塞、胸悶、小便不順、下半身水腫。

腎臟

肩負多重任務，最任勞任怨的臟腑

功能① 腎藏精

掌管生長發育，也肩負生命的維持功能

「精」是人類賴以維生最重要的物質，藏於腎臟，掌管人的生長發育，隨著年紀的增長，腎精就會逐漸衰退，人的活動力就會減退，這也是中醫描述人衰老的重要理論依據。「腎為先天之本」，即腎精是先天帶來的精氣，儲存在人體最深層的腎臟裡，如果被過度消耗，身體各處都會開始故障，如果消耗殆盡，生命可能就無法維持，腎精就像祖先留下來給我們的家產一樣，必須好好保存或妥善運用，絕對不能任意揮霍。

此外，若希望耳朵的聽力功能好，也需要充足的腎精來滋養，因此腎精若不足耳朵也會受到影響，得不到營養，自然會引起耳鳴、聽力下降甚至耳聾。有些人長期睡眠不足或是睡不好，也會有耳鳴的現象，就是腎精虧損，

導致無法滋養耳朵引起的。

相關症狀　耳鳴、聽力差、睡眠不足等。

功能② 腎主水
負責全身水分的代謝及調節

水分進到人體後，會由胃來接受，接著由脾進行運化，將濁液（廢物）被送到大、小腸，清液（養分）則上輸到肺，藉由肺功能將養分輸送到全身使用，廢物則藉由下降的功能送到腎臟，再將養分與廢物分開，養分藉由腎臟氣化的功能化為清氣，上輸到肺繼續供給全身使用，廢物則送到膀胱，變成尿液排出體外。這部份與現代醫學所說的腎臟功能接近，一旦腎功能虛弱，身體的水分代謝就會出現問題。

相關症狀　水腫、小便不順等。

功能③ 腎主納氣
掌管人體的呼吸功能

呼吸的功能主要是依賴肺，但是呼吸若要達到一定的深度，就要借助腎的納氣（與吸氣類似）功能，這有點像氣功的氣納丹田，或是腹式呼吸法，如果腎的納氣功能失常，就會造成呼吸短促，或是動一下就很喘的現象，不少氣喘患者都是因為腎不納氣造成的。

相關症狀　呼吸短促、氣喘等。

功能④ 腎主骨，生髓，其華在髮

負責生長及骨骼發育

骨骼的生長與發育，需要腎精的滋養，腎精虛弱就會造成骨骼發育不全，有些孩子先天稟賦不足，即為此原因。而齒為骨之餘，即牙齒發育不良或牙齒疾病，也跟腎精的強弱有關，腎精不足，就會表現在牙齒上。再者，青春期是快速長高的黃金期，但這個時期的孩子通常都忙於課業，無法好好休息，很晚才睡覺，勞累過度又晚睡就會耗損腎精，導致身高的發育就會受限。

此外，「腎藏精、精生髓」，即腎精不足就容易產生造血機能方面的疾病，也會導致記憶力衰退；「髮為血之餘」，表示健康的頭髮需要血液和腎精的滋養，腎精充足，頭髮就會健康有光澤。

相關症狀　骨骼發育不全、牙齒疾病、發育不良等。

(TIPS) **身體的許多不舒服，原來都與腎有關** ──

古時候沒有現代儀器可以觀察身體，也沒有發明那麼多詞彙來定義人體的物質，所以腎臟可用來說明很多人體現象，例如：腎虛的女性月經會不規律，腎水絕就會停經，腎虛的孩子發育較慢等。這些部分腎臟功能與荷爾蒙的分泌有關，男性若腎虛，精子的量跟活動力就會比較差，女性若腎虛，卵子發育就會較差，這部分講的就跟生殖功能有關，也代表腎臟的對人體的重要性。

風、火、暑、濕、燥，
傷害人體的六大邪氣

在前文，我們已經談了四大虛證、五臟的功能，這些來自於體內的虛弱症狀，但除了身體本身的問題外，事實上，人體也很容易受到外界影響，而產生變化，像是換季時容易感冒、天氣太熱而中暑等，這些外在因素侵入體內，導致不舒服的情況，正是我們在開頭就提及的「六淫」，即風、火、暑、濕、燥、寒，共六種邪氣。

六淫致病，多與四季氣候變化、居住環境有關

由於這六種氣本來就存在於自然界中，因此還能進一步分別對應到四季，包括春天以風氣為主；夏天以火、暑氣為主；秋天以燥氣為主；冬天以寒氣為主，濕氣則是隱藏在每一季之中。

當六氣太旺盛時，就會變成邪氣來傷害人體，此外，每種邪氣都有其特性，造成身體的狀況也都不同，大家可對照下列的表格，看看自己是否有如下症狀，再反推回去，就能知道是哪些邪氣影響身體了。

◎ 六大邪氣與健康的關係

名稱	特性	引發症狀
風	有向上、向外、發散的特性，所以大多侵犯人體的上部、體表、腰背等部位，且遊走不定、變化快，致病範圍廣泛，無所不到，像是起疹子、水痘等這類會大面積擴散的症狀，就是因為風邪所致，更嚴重者甚至出現動搖、震顫等四肢抽搐症狀。	蕁麻疹、高血壓、眩暈、顏面神經麻痺等。
火	又稱為熱邪或火熱之邪，一旦侵犯人體後，會迫使人體內的水分外泄，引起乾燥、高熱等現象，所以有口渴、喉嚨乾、舌頭乾燥、小便量少且顏色深黃，及便秘等症狀，並伴隨疲倦、無力、少氣等狀況。在人體上半部的症狀表現會較明顯，一旦筋脈缺少水分的滋潤，就會造成抽搐、手腳抽動等。另外也容易使血液循環加快，損傷血絡，造成鼻血、吐血、便血或皮膚紫斑等現象。若是聚集在皮膚，還會造成疔瘡（一種好發於臉及手足的膿包），並擾亂心神，產生煩躁、譫語等。	失眠、精神分裂症、熱痙攣、熱中暑、血尿、血便、疔瘡等。
暑	專指因夏季引起的火熱之邪，透過外在感受而造成，體內一般不會自行生成。但因為台灣夏天常多雨潮濕，所以容易夾雜濕氣而形成暑濕，即又熱又濕的狀態，造成胸悶、頭痛、肩頸僵硬、倦怠感，昏昏欲睡、多汗、口渴且喝水難以止渴等症狀，導致病情較為複雜。	熱衰竭、便秘、口乾舌燥等。
濕	濕為陰邪，易損傷陽氣，侵犯人體後會滯留在臟腑、經絡，以下半身居多，阻礙體內氣的運行，且因帶有濕性，會引起人體沈重、提不起勁，排泄物及分泌物變混濁、臉色變差。此外，濕氣一般帶有黏性，會讓糞便黏膩，再加上容易停留在臟腑、經絡之中，難以化解，導致病情反覆發作，難以治癒。	濕疹、白帶、肥胖、高血脂症、糖尿病、風溼性關節炎等。
燥	常見於秋天，帶有乾澀感，容易耗傷體內水分，使皮膚、粘膜、孔竅失去滋潤，而形成各種乾燥的不適感，我們常覺得秋天皮膚乾，也是這個原因。特別是燥氣易傷肺，容易引起乾咳、鼻血，皮膚乾燥、細紋，便秘等症狀，更要特別注意。	乾癬、乾燥症、乾咳、流鼻血等。
寒	為陰邪，會損傷人體的陽氣，侵犯人體後會引起氣血循環不良，阻滯不通而產生疼痛的感覺。如果侵犯人體表面，常會使汗腺阻塞，而感覺惡寒、發熱、無汗等；若侵犯至體內，則會使肌肉、經絡緊縮，造成腹痛、經痛、關節疼痛等現象。	經痛、手腳冰冷、頭痛、筋骨僵硬

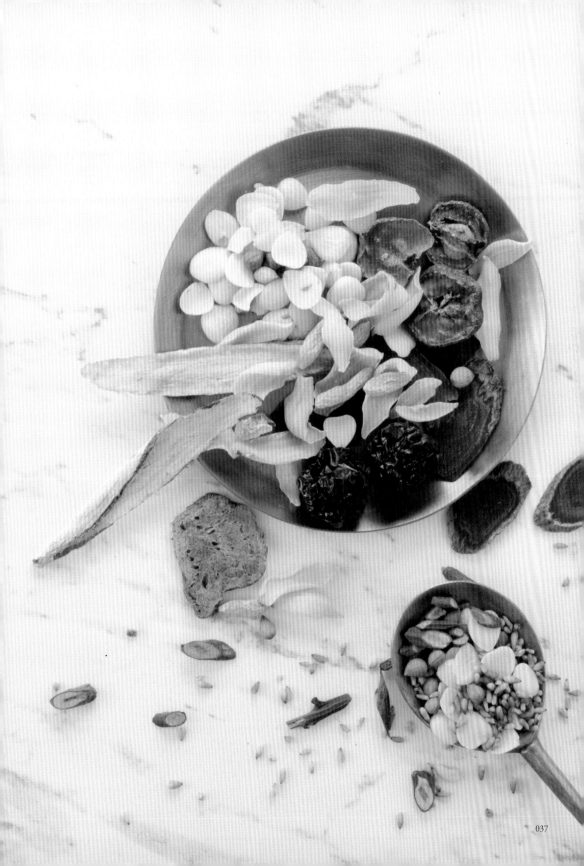

常見五大體質，決定你的健康

看完了前文的虛、實證內容後，相信大家對於身體所產生的症狀，已有一定程度的認識。接下來要談到的體質，其實就是這些症狀交錯後，人體所形成的一種狀態。所謂體質，就是身體目前的「平衡狀態」，隨著平衡狀態的不同，會影響到身體的感受、疾病的發展等。

體質是中醫師處方治療的判斷依據，也是傳統食療、養生的基礎，一般來說，體質多是先天形成，但也會被後天影響，影響的因素包括性別、年齡、生活環境、飲食習慣、作息、精神狀態等，體質狀態會隨著這些因素而改變。舉例來說，平常喜歡吃寒性的食物，久而久之身體常出現疼痛、肚子痛、手腳冰冷的現象，那就代表體質已經開始偏涼了；時常熬夜、日夜顛倒，喜歡吃燒烤、辛辣、油炸等燥熱食物的人，很容易口乾舌燥、嘴巴破、長痘痘、長疔瘡，甚至出現痔瘡、出血等不舒服症狀，也代表體質變得比較燥熱了。既然體質會被後天習慣改變，相對來說，那我們也可以透過藥物、食物或是生活習慣的調整，將體質恢復到原始平衡的狀態。

雖然每個人的體質都有些微的不同，但現代人在飲食、生活上的壞習慣都很像，因此臨床上常見的有下列五大體質，請先看右頁表格進行體質的檢測：

◎ 透過檢測表，找出你的體質

請依自己身體的症狀勾選，作答完畢後，該體質內的勾選項目越多，表示越偏向於該體質，可依後方建議，多喝書中的該道湯品。

體質類型	生理症狀	適合料理	頁數
虛寒體質	☐ 怕冷，常手腳冰冷 ☐ 女性月經來時會肚子痛 ☐ 關節疼痛 ☐ 不容易感覺口渴 ☐ 常腹瀉	黃耆鱸魚補氣湯 麻油桂圓炒蛋	100 頁 118 頁
燥熱體質	☐ 常口乾舌燥、長痘痘 ☐ 容易嘴破、口角炎 ☐ 牙齦出血或浮腫 ☐ 多夢、睡不好 ☐ 夜間常盜汗 ☐ 口臭	蓮子木耳消暑飲	96 頁
脾虛夾濕	☐ 分泌物較多 ☐ 傷口好得慢 ☐ 臉色黯淡 ☐ 容易消化不良 ☐ 有氣無力、易累 ☐ 常感覺喉嚨有痰	四神排濕湯	142 頁
肝氣鬱結	☐ 胃痛、胃酸過多 ☐ 甲狀腺功能差 ☐ 精神抑鬱 ☐ 常覺得胸悶 ☐ 失眠、胃口差 ☐ 月經失調	柴胡山藥護肝湯	78 頁
上熱下寒	☐ 怕冷又怕熱 ☐ 臉部和頸部發熱 ☐ 煩躁、失眠 ☐ 牙痛 ☐ 口腔潰瘍 ☐ 咽喉炎	銀耳百合滋補湯	116 頁

虛寒體質　身體運作機能差、體溫低

拆解來看就是又虛又寒，虛指的是氣虛，寒指的是體內有寒氣，其實就等同於人體四大虛證中的陽虛體質。現代人因為工作忙碌，飲食常不固定，再加上暴飲暴食，容易損傷脾氣，使消化代謝吸收的能變差，營養物質的吸收出現問題，自然就氣虛了。

此外，不少人可以不吃飯，但是不能不喝飲料，肚子空空的就直接灌下冰飲，或是一到夏天就吃冰，再大碗的冰都吃得下去，等同於把一大碗的寒氣都送到身體裡了。這樣的飲食習慣會讓身體慢慢演變成虛寒體質，虛寒超過身體能夠忍受的極限之後，將演變出許多常見症狀，例如怕冷、手腳冰冷、月經來肚子痛、月經有血塊、月經量少、經血顏色深、關節疼痛等。

多吃食物

可多吃**人參**、**老薑**等食物，幫助身體補充元氣、讓身體變暖和。

少吃食物

要少吃冰冷的食物，或是**瓜類**、**梨子**、**柿子**等寒性食物，避免身體更寒。

<u>養生建議</u>　此類人由於身體較虛，表示消耗過度，因此不可過度運動、過度勞累，吃飯要定時定量，以免消耗更多的氣。

這樣喝調體質
暖身補氣茶

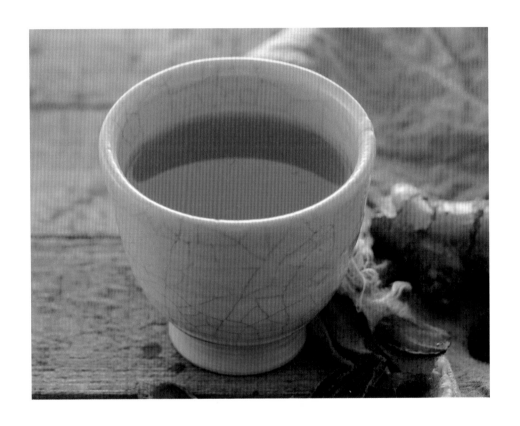

材　　料	人參 1.5 公克、老薑片 1.5 公克
作　　法	1. 將人參、薑片切碎，放入茶包袋內。
	2. 將茶包袋放入保溫杯中，加入約 300cc 的熱開水。
	3. 約泡 10 分鐘後，即可飲用。
喝　　法	身體虛寒的人每天可喝一杯。
注意事項	感冒期間請勿飲用。

燥熱體質　身體偏熱、體溫較高

即一般常聽到的「火氣大」，火氣簡單來說即是身體的某個局部產生發炎的現象。大致可分為兩種，一種是陰虛引起的「火氣」，是因為身體的水不夠導致火相對太大，類似無菌性發炎或是慢性發炎，常發生在晚睡、熬夜、或更年期婦女身上，會有口乾舌燥、嘴巴破、牙齦浮腫、牙齦出血、多夢、睡不好、潮熱、夜間盜汗等症狀；另一種則是「實火」，就是由外界進到身體裡，不屬於體內的火，比較像是因為感染而引起的發炎。實火會因為不同狀況而出現在不同的臟腑，例如吃太多燒烤、辛辣、油炸等燥熱食物後，脾胃中的火氣就會變大，情緒緊繃、壓力大就會引起肝火旺盛等，並容易出現長痘痘、疔瘡、汗多、口乾、口臭等症狀。

多吃食物

可多吃一些**苦瓜、冬瓜、苦茶、涼茶、青草茶**等食物，幫助身體清熱退火。

少吃食物

要少吃**燒烤、辛辣、油炸食物**，或是**榴蓮**等上火食物，避免身體更燥熱。

<u>養生建議</u>　因於晚睡會過度消耗身體的水分，因此燥熱體質的人絕不可熬夜，一定要早睡早起。

這樣喝調體質
清熱滅火茶

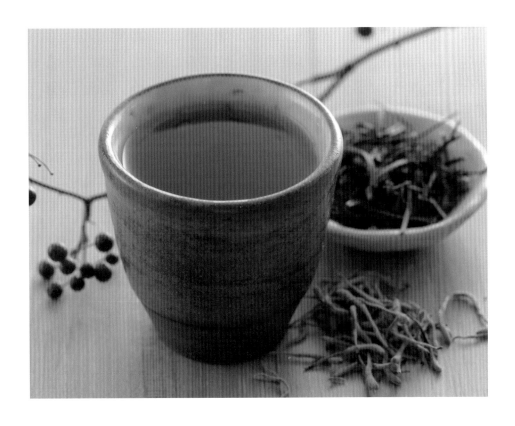

材　　料　金銀花 2 公克、薄荷 1 公克

作　　法　1. 將金銀花、薄荷放入茶包袋內。

　　　　　2. 將茶包袋放入保溫杯中，加入約 300cc 的熱開水。

　　　　　3. 約泡 10 分鐘後，即可飲用。

喝　　法　火氣大的人，每天可喝一杯。

脾虛夾濕　代謝差，體內堆積較多廢物

用餐不定時的人，最容易脾虛，脾虛的症狀跟氣虛類似，都容易疲倦、臉色蒼白，常有氣無力、消化不良等，再加上現代人都喜歡吃精緻加工的食物，例如蛋糕、麵包、餅乾、零食，就連米也要買外殼已刨乾淨、看起來很白的精製米，一旦吃下太多這類過度精緻化的食物，身體會產生大量代謝廢物，導致身體來不及排出，只好堆積在體內，形成濕氣。

體內一旦產生濕氣，糞便就容易軟散，女性可能分泌物會比較多，換季時會皮膚癢，傷口復原變慢、疤痕容易暗沉，臉色也會變得像蓋了一層灰塵一樣，黯淡無光。此外，很多患有三高、慢性病的患者，也都屬於脾虛夾濕的體質，即是因為身體代謝機能變慢，又給身體過多的廢物，無法順利排出體外而造成的。

多吃食物

可多吃**綠豆、薏仁、生薑、茯苓、綠茶**等，幫助祛濕氣、排水利尿。

少吃食物

要少吃**蛋糕、麵包、餅乾、甜食**等精緻加工食物，避免體內累積更多廢物。

養生建議　此類人因為脾虛，代謝功能變差，因此吃飯時間要規律，並定時定量，更要少吃生冷食物，以免更傷脾。

祛濕排水茶

這樣喝調體質

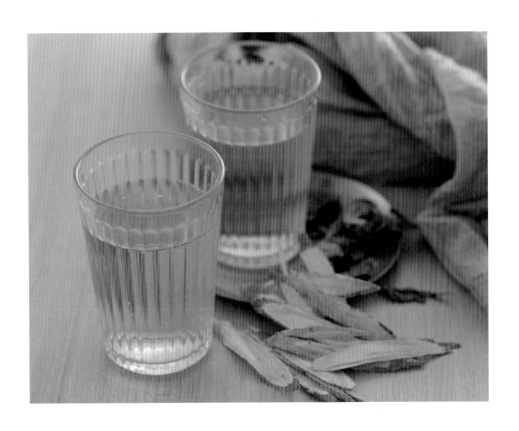

材　　料	綠茶 1.5 公克、黃耆 1 公克、香蜂草 0.5 公克
作　　法	1. 將黃耆剪碎，連同其他材料放入茶包袋內。 2. 將茶包袋放入保溫杯中，加入約 300cc 的熱開水。 3. 約泡 10 分鐘後，即可飲用。
喝　　法	感覺身體沈重，需要祛濕、排水時，每天可喝一杯。

肝氣鬱結　心情鬱悶，導致機能錯亂

現代生活忙碌、步調快，人們普遍壓力都很大，如果不懂得釋放壓力，再加上個性比較急、事事追求完美，那就容易產生肝氣鬱結的現象，輕則使肝氣影響脾、胃，造成胃痛、胃酸、脹氣或是消化不良等現象；重則在肝經通過之處，形成突出、有形狀的聚集物，像是甲狀腺結節、胸部囊腫、子宮肌瘤等，再加上肝臟是指揮身體氣血運行的重要器官，當這個功能出現混亂時，身體就容易產生各種不適，建議一定要學習釋放壓力，不要放在心裡，避免堆積過久而傷身。

多吃食物

由於酸味容易入肝，可**多吃山楂、果醋、檸檬等酸味**食物，或菊花、薄荷，幫助清肝火，讓肝氣順暢。

少吃食物

因身體的氣血循環已變差，更要**少吃肥膩、煎、炸的食物**，避免阻塞循環。

養生建議　建議淡泊名利，學習釋放情緒、壓力，平常可多按摩太衝穴（位於腳的大姆趾和第二趾縫間，往上約一吋處），並多走路、運動，氣才不會悶在體內。

這樣喝調體質
疏肝解鬱茶

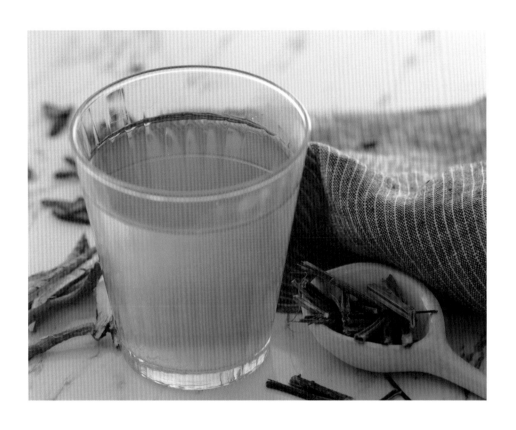

材　　料　柴胡 1 公克、香附 1 公克、馬鞭草 1 公克。

作　　法　1. 將柴胡、香附剪碎，與馬鞭草一起放入茶包袋內。

　　　　　2. 將茶包袋放入保溫杯中，加入約 300cc 的熱開水。

　　　　　3. 約泡 10 分鐘後，即可飲用。

喝　　法　壓力大、心情鬱悶導致胸悶時，可喝一杯。

上熱下寒　體內寒熱夾雜，寒氣及熱氣並存

以前的人日出而作、日落而息，雖然勞動量大，身體卻不至於有太多毛病，反觀現代人，不按時睡覺，習慣晚睡、熬夜，導致身體陰分不足引起火氣，而這種火氣多集中在身體的上半部或外部，加上習慣喝冷飲、吃生冷食物的習慣，導致身體的下半部或內部，聚集很多寒氣，若再加上運動量不足，使火氣不斷往上往外聚集，寒氣則往內往下集中，便會寒熱及陰陽同時存於體內，越來越極端。

這類體質較複雜，身體的症狀也比較多，冬天容易手腳冰冷，夏天卻又很怕熱，常常口乾舌燥，但是肚子卻又覺得冰冰涼涼的，月經來還會肚子痛，不能溫補也不能吃太涼的食物，這種狀況就有點像是煎魚時，魚從冰箱拿出來沒有退冰，直接放到鍋子裡面去煎，結果外面都熟了甚至焦了，裡面還是冰的，這種體質的人不少，要改變這種體質最好的方法就是「運動」，只要常活動身體就能改善。

多吃食物

建議**飲食一定要清淡**，才能改善寒熱並存的現象。

少吃食物

偏寒、偏熱的食物都要少吃，避免體內寒氣或熱氣加重。

養生建議　由於晚睡會使體內火氣更大，建議除了早睡，平常也可多走路、運動，促進體內循環，透過自癒力回復身體的平衡。

這樣喝調體質
養生平衡茶

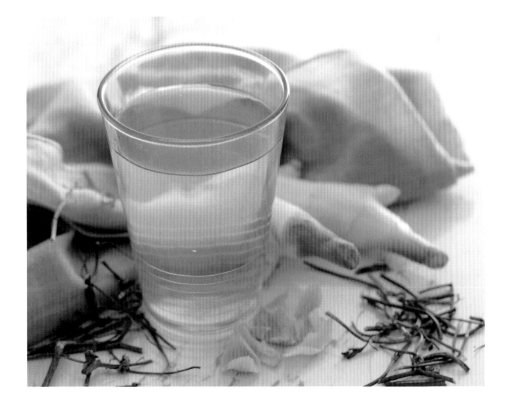

材　　料　生薑 1 公克、薄荷 1 公克、百合 1 公克。

作　　法　1. 將所有材料放入茶包袋內。

　　　　　　2. 將茶包袋放入保溫杯中，加入約 300cc 的熱開水。

　　　　　　3. 約泡 10 分鐘後，即可飲用。

喝　　法　若確認為寒熱夾雜體質，每天可喝一杯。

注意事項　蠶豆症患者請勿飲用。

調整體質，養生首重平衡

每個人都想知道體質該如何調理，在回答這個問題之前，大家不妨先想想，體質是如何失去平衡的？排除疾病因素，大部分是因生活、飲食習慣造成。或許你會想，不就是偶爾亂吃、晚睡了點，有差這麼多嗎？事實上，人存在自然界，就要遵守自然界的法則，日出而作、日落而息，多運動、飲食要均衡等，看似簡單，能做到的人卻少之又少。我們的身體很奇怪，一旦違背這些自然法則，就會失衡而產生症狀，因此調理體質時，除了要注意飲食外，更重要的是將失去平衡的部分調回正軌，這才是根本的調整之道，也能讓體質更穩定。

此外，身體失去平衡表示可能需要增加或減少某些東西，才能回到平衡點，而「飲食」正是影響身體的關鍵因素之一。食物一般具有偏性，像是偏寒、偏燥熱等，當我們吃下偏性較大的食物時，自然就會將體質慢慢拉往一個極端，但並不是說不能吃這類食物，而是不能大量、長期吃，避免體內累積過多的偏性，使體質被改變。反過來說，當我們不知道食物究竟帶有何種偏性時，在食物的選擇與搭配上，就要掌握一個原則，即「均衡、多樣、多變」，不只在食材的種類上要均衡，烹調方式、口味也可以遵循這個原則，如此一來，吃下的食物自然不會輕易改變身體的平衡。

不過，為了調整體質而補充食物時，一定要先了解食物的偏性，再搭配身體的症狀，例如身體太寒的人，可以吃些較溫熱的食物，像是薑、麻油等料理；身體太燥熱的人就可以吃些較涼的食物，像是苦瓜、涼茶等；氣虛就吃黃耆、人參來補氣。這些平衡體質的行為或是食物，在體質被平衡了之後，就可以不用再繼續進行了。但很多人不知道自己的體質，或是聽到朋友跟自己有相同的症狀，吃了什麼食物痊癒後，自己也會開始補充，常不管身體的變化，大量食用，把體質從一個極端拉到對面的另一個極端，結果就是產生出更極端的症狀，使病情更複雜。

藥物跟食物最大的不同，在於藥物的偏性比食物大很多，藥物不會每天吃，但是食物卻會天天吃。雖然大部分的食物都很溫和，偏性不會太大，但有些食物具有比較明顯的偏性，長期、大量食用還是會改變體質。

我在看診時，大部分的人都會想知道身體不舒服時，該吃哪些食物，該避免哪些食物，簡單來說，藥物可分為溫、熱、涼、寒四性；食物則分為偏溫跟偏涼兩大類。身體感到燥熱時，就要少吃偏溫的食物，多吃偏涼的食物；身體感到虛寒時，就要多吃偏溫的食物，少吃偏涼的食物。下表則是我將常見蔬果依涼性、溫性，簡單分類，沒有在表中的蔬果，則是屬於不涼不溫，沒有特殊的食用限制，只要不過量食用即可。

食物偏性	蔬菜類	水果類
溫性	蔥、韭菜、薑、洋蔥、芫荽、茴香、九層塔、大蒜、辣椒、胡椒、芥茉。	龍眼、荔枝、榴槤。
涼性	蘆薈、白蘿蔔、海帶、苦瓜、竹筍、絲瓜、白菜、冬瓜、茄子、芥菜、芹菜、黃瓜、空心菜、荸薺、甘藷葉、瓠瓜、綠豆、薏苡仁等。	西瓜、楊桃、奇異果、香瓜、哈密瓜、柿子、柚子、梨子、葡萄柚、番茄、山竹。

來找我的患者中，開頭就詢問「醫師，我該吃哪些維他命來補充營養較好？」大概佔了半數以上，但是大家有沒有想過，究竟是因為哪些壞習慣，導致必須要靠這些營養品來過日子？更簡單來說，如果稍微縮短工作時間，不要影響到正常休息，是不是就有吃飯的時間，放假也能好好休息呢？如此一來，根本不需要靠營養品維持身體狀況，這個道理很簡單，卻很少有人能想通。

曾經有病人告訴我，他很喜歡吃蛋糕，每天都要來吃一塊，不管怎樣都克制不住，他問我要吃什麼可以減肥？這也反映出人們的思維已經陷入一種求快速、不思改變的邏輯之中，上面這個問題的答案，很明顯的就是不要吃蛋糕就會瘦了，但是大家卻陷入我還要繼續吃蛋糕，但是吃什麼可以變瘦的邏輯之中，這樣不是很矛盾嗎？因此，不論是養生、調理體質，都要先用減法，減少危害身體健康的行為，再看看身體的反應，如果還不夠，就再用加法，即加上能讓身體變好的食物等，才是最適合現代人的平衡養生法。

別讓養生變傷身，
最想知道的健康迷思大解答！

一直以來，我常會不定時收到網友私訊，不外乎是詢問關於飲食或疾病的療法，但前段時間同時好幾位網友貼給我一張網路上瘋傳的「中醫義診」藥單，不少人表示在按藥方抓藥後症狀並未好轉，擔心是否抓錯藥，因此才來求助於我。坦白說，像這種不需問診把脈，只透過網路就能開的藥方，為什麼還是這麼多人敢吃呢？所謂醫療，不正是要「面對面」才能望、聞、問、切，如果這麼容易就能開藥方，醫生不就要失業了。但這個經驗也讓我發現，國人確實對於偏方帶有迷信，推薦人數越多，越多人相信。

此外，不少人以為中藥較溫和，對人體的害處小，只要聽說朋友在吃完某種秘方後突然生龍活虎，便也跟著吃，特別是許多老人家常誤信偏方，盲目購買來路不明的藥品，非常危險。現代人在不了解該藥品否適合自己的體質下，一窩蜂盲從，深怕錯過新事物心態，反而導致買不明藥品的人數有增無減。

我常說，「中藥也是藥，藥就是毒」，具有溫、熱、寒、涼等偏性，如果長期、大量吃某些特定藥物，一旦與自己的體質不合，不但無效，還可能對身體造成傷害。近年來，許多患者或網友常詢問的問題中，也多半與養生、調養體質、飲食等有關，因此本篇特別整理了十個我常被詢問的迷思，希望能解開大家的疑惑，矯正飲食觀念，而不再只是一味盲從，傷害了身體而不自知。

迷思 **1**

孩子年紀還小，可以喝中藥嗎？

答｜當然可以，只要孩子能喝水，就能吃中藥。

這應該可算是媽媽們最常詢問我的問題了，但我覺得這個問題很矛盾，大家想想看，帶孩子去看西醫時，是否曾問過醫生「孩子年紀還小，能吃西藥嗎？」一定沒有吧！原則上只要不小心生病了，就帶去診所看病吃藥，既然連西藥都放心吃了，相對而言較溫和的中藥，為什麼反而有疑慮呢？

簡單來說，中藥大部分是藥粉或藥水，在孩子還不會吞藥粉前，藥粉可以加在水裡變成藥水，所以只要小孩會喝水，就可以吃中藥了。但是，中藥跟西藥一樣都是藥，有需要的時候吃是「治病」，不需要的時候卻仍然要吃，再好的藥都會變成毒藥。因此，只要孩子的吞嚥功能沒問題，在有需要的時候吃即可，反之，不需要時就千萬別吃，「沒病強身」的觀念是非常要不得的。

迷思 **2**

經痛很嚴重，多吃黑糖即可止痛？

答｜黑糖也是糖，僅能適量攝取，吃多會增加體內濕氣。

經痛的原因很多，以中醫來看，引發的原因不外乎體質虛寒、肝氣不疏、或氣滯血瘀等，因此，只要能改善上述原因，就能減緩經痛。不過，不少人認為經期來吃黑糖，就能讓經痛減輕，甚至讓經血排得比較乾淨，事實上這是有可能的。如果黑糖水是熱的，能讓身體有溫熱效果，減少寒氣的影響，當然能減緩經痛，甚至因為喝了黑糖水，讓心情放鬆，便達到了疏通肝氣的效果，對於肝氣不疏引起的經痛來說，也有一定的緩解效果。

但是，黑糖畢竟也是糖類的一種，雖然比起精製糖，含有較多的礦物質、維生素等，但其原先帶有的酵素類成分，在製作過程時就已經被破壞，營養價值有限。因此，若吃下過多黑糖，反而會讓體內的濕氣變重，造成身體的負擔。建議大家不妨選擇其他也能讓心情愉快的食物，來取代黑糖水，像是紅豆、桂圓或紅棗等，一樣能達到疏通肝氣、緩解經痛的效果。

不過，若是長期經痛或容易大量出血的女性，建議還是要先求助中醫師，找出病因進行治療，切勿自行胡亂飲食，避免經痛加重。

迷思 3

聽說不吃澱粉瘦很快，真的嗎？

答｜初期或許瘦得快，但在恢復正常飲食後，容易復胖。

很多減重者都會有這樣的迷思，為了瘦得快，進而採取較極端的方法，最常見的不外乎是改變飲食習慣，像是近年來頗受歡迎的「不吃澱粉」也是其中之一。人一旦從有吃澱粉變成沒吃，腸胃道中的食物減少了，體重當然會下降，飲食習慣改變後，營養相對變得不均衡，身體在脫掉一些水分後，體重也會減少。一般而言，只要改變飲食習慣，突然不吃澱粉等，大部分的人都能瘦二或三公斤，但若希望體重再繼續往下降，就會變得困難，容易停滯不前，這是為什麼呢？

原因很簡單，因為飲食不均衡，導致氣變虛，氣虛就導致基礎代謝變慢，加上中醫認為脾胃之氣需要「穀類」來補充，此時缺少澱粉的身體自然不容易瘦，體重就會卡關。相反的，此時若又恢復正常飲食，體重就有可能反彈，甚至比原先更重。因此面對想減重的患者，我給他們的第一個建議就是「飲食要定時定量、均衡」，不要只想用改變飲食習慣的方式來控制體重，建議「澱粉類」一定要吃，如飯或麵，飯可選擇粗糙的穀類，如胚芽米、糙米、或十穀米；麵則挑選蕎麥麵等，非精緻型的麵食，都能有不錯的效果。

我常說，減重的輸贏不在於速度多快，而是瘦下來的體重可維持多久不復胖，雖然不吃澱粉，初期能瘦得快，但也很快就會遇到停滯期，並在恢復飲食後復胖，建議想減重的朋友，飲食還是要均衡，別輕易嘗試這種方法。

迷思 4

蛋要少吃，避免膽固醇升高？

答｜九成的膽固醇是由人體合成，與蛋的攝取並沒有絕對的關聯性。

在健檢普及化後，抽血非常方便，不少人在檢查後發現自己的膽固醇太高，被醫生告知：「膽固醇太高了，容易罹患心血管疾病、中風，一定要少吃蛋、海鮮、肥肉及內臟等食物。」但是，越來越多的研究發現，人體內百分之九十五的膽固醇是身體自行合成的，只有百分之五跟飲食有關，也就是說，吃一些被認為膽固醇含量較高的食物，並不會絕對增加體內血液中的膽固醇；反之，少吃蛋、海鮮、內臟等食物，也不會降低體內膽固醇的含量。

此外，也有研究指出，一天吃一顆蛋，反而能降低膽固醇，也就是說身體的膽固醇含量與基因、及整體的營養攝取有關，並影響膽固醇的合成與吸收，且流行病學研究也顯示，膽固醇含量與心血管疾病、中風的關聯性並非絕對，這些疾病反而和精緻澱粉及含糖飲料有關。因此，與其少吃蛋，更該戒掉的反而是甜點及飲料，才能真正降低膽固醇。

迷思 5

感冒吃中藥，好得慢？

答｜治療速度的快慢是由身體及疾病特性決定，與中、西醫無關。

中醫認為感冒是因為外來邪氣，例如風寒、風熱等，侵襲身體而引起症狀，治療方式是將邪氣祛出體外，讓身體不再被干擾，就會開始復原。現代醫

學治療感冒則較偏向症狀治療，像是止痛、退燒、止咳、化痰、止鼻水等，吃了藥之後症狀就會減輕，藥效退了症狀可能又會出現。

舉例來說，就像是家中被壞人闖空門，中醫的做法是把門打開，直接請他出去，而現代醫學則是跟在壞人後面，直接蓋住被他破壞的地方，等到對方累了，失去體力時，才把他趕出去，並開始整理家。這兩種方式沒有絕對的好壞，我常說，當因感冒而不斷流鼻水，卻又有重要的事情要完成時，當然建議先吃西藥，將鼻水止住，完成工作再說。

此外，也有很多人認為，「中醫是否偏重慢性調理，治療時間都要很長？」這也是個迷思跟誤解，治療速度的快慢是看身體狀況及疾病本身的特性，跟中醫或西醫治療沒有直接的關係，當你長期破壞身體，讓健康變很差時，怎麼可以要求醫生在很快的時間內就要將它復原呢？此時一定不少人會說，「我血壓飆高，吞一顆西藥馬上降到標準值，怎麼會不快呢？」我通常會反問對方「既然如此有效，你敢停藥嗎？你停藥後血壓還是正常嗎？」一般像是高血壓、糖尿病等慢性疾病，常常都是要吃一輩子的藥，才能控制血壓或血糖，使其維持在標準值內，但是這不一定能達到治療效果，因為一旦停藥，數值可能又會飆高，如此一來，恐怕得吃一輩子的藥，還能說好得快嗎？

臨床上，我在治療這類的慢性病時，是針對身體被破壞後造成的體質偏差，將其調回至平衡的狀態，通常身體平衡了，數值就會穩定，至於體質需要多久才能達到平衡，就要看身體被破壞的程度而定了。所以，治療疾病的速度不是看中醫或西醫，而是依疾病的種類及身體的狀態而定。

身體太差了，常吃保健食品可養身？

答｜保健食品並非仙丹，找出源頭，對症下藥才能根治疾病。

根據統計，台灣每年的保健食品大概有接近七百億的產值，再加上出國旅遊帶回來的數量，總量更是驚人，由此可見國人喜歡吃保健食品的程度有多高。但我認為這絕對不是好現象，從兩個角度來看，第一是吃這些保健食品的人若是真的需要，也吃對了，那就表示其身體狀況有問題，身體的問題應該要找出源頭來解決，而非靠補充保健食品來改善不適症狀；第二是不需要吃保健食品，卻還是大量購買，那就表示大家都是一窩蜂、盲從的心態，看別人買什麼、吃什麼，自己也照做，不管身體是否需要，吃就對了，也不怕食用後會造成身體負擔，或是反效果。

建議大家，生病還是要找出致病的原因，徹底解決，即我在前文說的，把壞人請出家門，如此一來，併發的不舒服症狀也會跟著消失。身體有病時，千萬不要放著致病的源頭問題不管，只追著後面產生的問題跑，這樣永遠追不完啊！

人參會造成身體燥熱，不宜多吃？

答｜燥熱屬正常現象，只要多走動、喝水，即可緩解。

現代人常過度勞累，不按時吃飯，因此大多呈現氣虛的體質，門診中我常建議病人不妨吃點人參，但是大概有八成的人會回答：「啊？我能吃人參嗎？吃人參不會太燥熱嗎？」之後多半會再告訴我他過往曾吃過人參，並引起多少可怕反應的經驗等。但他們口中的可怕反應不外乎是口乾舌燥、輕微發熱、睡不著、心悸等，其實都屬於正常的身體反應，並不可怕。

人參的用途是大補元氣，所以屬於氣虛、需要補氣的人，大多可以食用。至於為什麼吃人參會燥熱呢？因為中醫認為「氣有餘便是火」，身體堆積了太多的氣，就會助長火勢，引起燥熱等火氣大的症狀。看到這裡一定有人認為，這不是很矛盾嗎？氣虛的人就缺少氣了，為什麼還會堆積太多的氣呢？道理很簡單，因為身體一下子補充了太多的氣，就會堆積在局部，無法及時分散到身體各處，平時少運動、氣血循環較差的人，特別容易在吃完人參後，感到燥熱，此時只要起來走走路，讓氣順了，即可解決。

再者，不知大家是否有發現，口乾舌燥、發熱等燥熱現象，跟我們吃完麻辣鍋、熬夜喝酒後的症狀，是否很像呢？即然大家在吃麻辣鍋、熬夜喝酒前，都不會感到害怕，那就更不需要擔心吃人參之後引起的不舒服，因為只要多喝水、多走動就能緩解了。

迷思 8

喉嚨好乾，吃喉糖有效嗎？

答｜適量吃無妨，但請避開高糖產品，避免體內形成濕氣。

喉嚨乾的原因很多，最常見的是水喝不夠、再加上話講太多，使喉嚨失去潤滑，就會有口乾舌燥的感覺。

如果因工作需要，必須長時間說話時該怎麼辦？適時補充水分是一定要做的，有些人則習慣含喉糖潤喉，這沒什麼不好，只是挑選喉糖時，要挑糖分含量少的產品，否則無形中吃下了太多糖分，在體內累積後形成濕氣，濕氣一多又會生痰，反而讓喉嚨更不舒服，這也是為什麼有些人一旦吃太冰或喝太多手搖飲料，隔天容易卡痰的原因。

此外，有一種情況要特別注意，若是喉嚨會一陣乾癢，甚至有刺痛感，進

而引起咳嗽，尤其是晚上躺下來時特別明顯，這有可能是胃食道逆流的現象，有這種情形的人，除了要注意耳鼻喉的問題外，也要留意胃部的狀況，建議一定要求助醫生，進行檢查。

每天喝無糖茶，也能補充水分？

答｜茶會利尿，容易快速排出，「白開水」才能真正止渴。

一般情況下，人每天需要補充的水分大約是體重的三十倍，也就是說一個體重五十公斤的成年人，一天要喝一千五百毫升的水，但由於很多人不喜歡無味的白開水，就會開始在水裡加料，增添風味。如果加的是檸檬等天然食物，較沒關係，但習慣以茶來取代人的人，就要特別注意了。

紅茶、綠茶、烏龍茶、普洱茶及咖啡等，都含有咖啡因，咖啡因對人體來說會產生利尿作用，一旦喝下就容易跑廁所，導致喝下的這些水分在體內的利用程度降低，失去喝水的意義，因此建議若要補充水分，盡量不要喝含有咖啡因的飲品，或是不要把含咖啡因的飲品，算入每日必需的水分攝取量裡。

此外，有些人會有疑問，喝太多水是否會水中毒呢？簡單來說，一小時喝水量超過一千毫升，才會引起體內電解質的不平衡，產生水中毒的現象；反之，只要慢慢喝，不要一口氣牛飲一千毫升，都不會造成水中毒。大家不妨試想，我們在大口喝啤酒或手搖飲料時，都沒想過會中毒了，那為什麼反而擔心喝水會水中毒呢？

刮痧治百病，刮出紅痕或瘀青最好？

答｜顏色反應體內症狀，若身體健康，自然刮不出顏色。

「刮痧」是中醫用來治療疾病的一種手法，利用硬物在身體表面朝同一個方向刮，藉此將體內的邪氣排除體外，最常用在夏天因悶熱而中暑的患者身上。但是，現代人常本末倒置，過度利用刮痧，舉凡頭痛、頭暈或肚子痛時，有任何不舒服時都想透過刮痧緩解。實際上，刮痧因能將體內邪氣排出體外，故能治療因外在邪氣侵入體內，而導致實證的患者；反而，若是因為體虛引起的症狀，則較不適合採用刮痧的方式治療。

此外，正確的刮痧法是在體表上輕輕的刮就好，有問題的部位自然會呈現出特別的顏色，若沒有問題，刮再久也不會產生顏色，千萬不要為了一定要刮出紅痕或瘀青等，而來回用力刮，這樣不但沒有效果，還會引起皮膚受傷、發炎。

至於刮痧後表皮通常會呈現紅色，那是因為皮膚表面受刺激而引起，在數分鐘到半小時內就會消退，有些部位會有較深或較紅的顏色，久久不散，那就表示有問題。如果顏色較鮮紅，代表有熱淤積，暗紫色則代表有氣滯血瘀，若刮出黑色，表示體內有寒氣聚集等，可藉由顏色來判斷身體的狀況，顏色一旦浮現後，病氣也會隨之散出，身體的不舒服就能緩解。

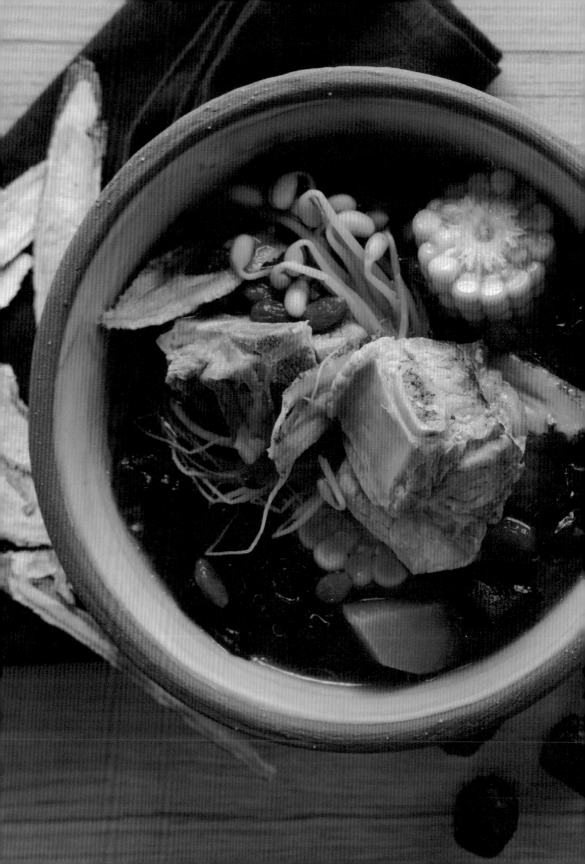

疲勞回復餐

過勞工時長,現代人常見症狀,
你中了幾個?

老是沒精神 —— 黃耆排骨精力湯

早上起不來 —— 人參咖啡早餐

不想去上班 —— 能量抗鬱水果乾

肩頸如化石 —— 鮭魚舒筋湯

腰痠屁股大 —— 赤小豆祛濕溫沙拉

頭昏又眼花 —— 黃耆蛤蜊止暈湯

胸口悶悶的 —— 柴胡山藥護肝湯

忘東又忘西 —— 蓮藕天麻益腦湯

心情不太好 —— 酸棗仁安神穀漿

晚上睡不著 —— 薰衣草安眠飲

搭配元氣食療，
每天都不覺得累

現代人的工作時數都很長，白天有做不完的工作，晚上還要把工作回家做到三更半夜才能睡覺，隔天又要早起進公司繼續打拼，就這樣日復一日、年復一年，直到身體出現嚴重的問題之後，才肯真正停下腳步來檢視自己的生活，這樣的生活到底會有哪些問題呢？

首先，長時間工作缺少休息，就像手機帶出去一整天都沒有充電，晚上睡覺時才插上電源充電，可是睡沒多久又要出門，手機的電都還沒充滿就被帶出門了，電力就會一天一天變少，總有一天會用到沒電。身體也是一樣，該吃飯就要吃飯，該休息就要休息，這樣體力才會恢復；人體的氣充足了，活動力、抵抗力才會好，如果該休息不休息，該吃飯不吃飯，身體的氣消耗過度，就會容易覺得沒精神，整個人懶洋洋，睡得再多也睡不飽。

另外，如果身體的循環不好，肌肉就容易痠痛，有時站起來就會突然頭昏眼花，或是常常胸悶、吸不到氣的感覺，更嚴重還會影響到腦力跟記憶力，所以長時間工作實際上是傷身又沒效率的行為，所以該吃飯的時候，就要停下手邊的工作專心吃飯，工作時數到了就要收工回家休息，這樣才是正確的工作態度。

在食物加點料，身體不適就能獲得緩解

除了工作時數長之外，壓力也是影響身體健康的一大因素。我在本書不斷強調一個觀念，就是情緒緊繃、壓力大、個性急的話，肝氣就容易產生鬱結，過旺、或是肝火過大等現象，肝為將軍之官，將軍指揮調度出現問題，身體裡的氣血循環就會出現狀況，如果將軍帶頭作亂，那就會引起更嚴重的疾病，如果到這麼嚴重的程度，建議還是交給專業的醫生來處理。

本章收錄了十道能幫助補氣的元氣料理，當你覺得上班出現倦怠、總是提不起勁，或是前一天沒有睡好，全身筋骨痠痛、頭暈目眩時，不妨煮一道我設計的獨門湯品。你也可以每天早上喝杯人參咖啡或酸棗仁安神穀漿，能幫助你消除長期累積的緊繃與壓力，晚上也能夠一夜好眠，隔天起床精神會變得比較好，就算一天緊繃工作十六個小時，因為身心都有得到充分的休息，也不會覺得累。

黃耆排骨精力湯

🧍 2-4 人份　🕐 30 分鐘　🥄 早上或中午喝 1-2 碗

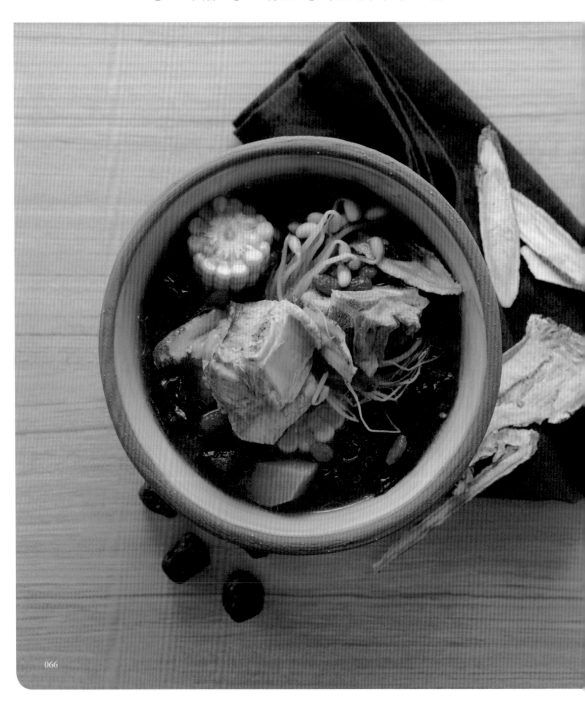

你是不是上班的時候常常提不起勁，整個人懶洋洋的，一到下午就開始打哈欠？打哈欠是人體的一種深呼吸活動，常發生在疲倦、休息不夠引起的缺氧狀態，或是二氧化碳濃度高，再加上心裡提不起勁的時候，就很容易哈欠連連。現在的辦公大樓多是玻璃帷幕，沒有對外的窗戶供空氣流通，所以一整天待下來，室內的二氧化碳濃度會越來越高，再加上心裡缺乏工作的動力，就會讓人想打哈欠。如果前一天沒有睡好，或是最近太過勞累，身體的氣被消耗過度，處於缺氧的狀態之下，也會讓人覺得懶洋洋的，所以要改善這些狀況，除了要適時到戶外呼吸新鮮空氣、找到工作樂趣之外，幫自己補補氣，提振一下精神，也是很重要的。

> **食材**｜黃豆芽 50 公克　紅蘿蔔 100 公克　玉米 1 條　排骨 100 公克
> 　　　海帶 50 公克
> **藥材**｜黃耆 10 公克　當歸 5 公克　枸杞 10 公克　紅棗 3 顆

1. 紅蘿蔔削皮、切塊，玉米切段，排骨汆燙，海帶泡發後切段。
2. 將黃耆、枸杞、紅棗放入鍋中，加水 1000c.c.。
3. 以大火將水煮滾，約 5 分鐘後放入排骨、紅蘿蔔、玉米及海帶。
4. 水滾後關小火，繼續煮約 15 分鐘。
5. 放入黃豆芽及當歸，再煮約 5 分鐘，關火。
6. 加入鹽巴調味，即可食用。

食療重點

當歸
當歸具有活絡氣血、保健心血管的功效，可有效提振精神，心悸、便祕、風濕痠痛患者，或免疫力較差的人都很適宜食用。

黃耆
可增強免疫功能，不想煮湯的人，可以單放藥材下去煮成水來喝，如果要用泡的，要先把黃耆切碎，味道比較泡得出來。

 溫馨叮嚀

- 不要晚上喝，以免影響睡眠。
- 感冒初期不要喝，以免閉門留寇，延緩感冒痊癒的時間。
- 有甲狀腺疾病的人，請先詢問醫師是否可以食用海帶。
- 如果中午不想吃飯，也可以把這道湯品當作一餐，在湯中加入馬鈴薯，增加澱粉類，營養比較均衡，也比較會有飽足感。

適應症 | 早上起不來

人參咖啡早餐

⊘ 1 人份　　🕐 10 分鐘　　◈ 早餐食用

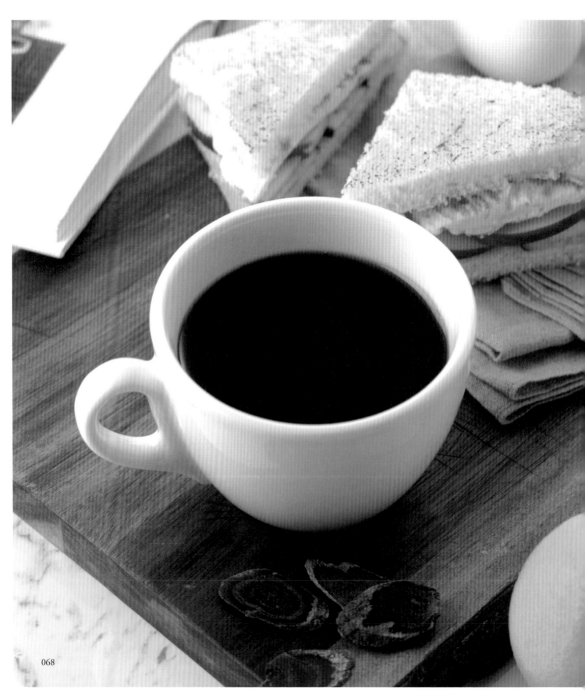

068

一個對未來充滿著希望的人，早上是被夢想叫醒的。但是大部分的人，早上用了五個鬧鐘，都還不一定叫得起來。有可能是前一晚加班加太晚，也有可能是晚上追劇追太晚，才剛睡著鬧鐘就響了，有些人則是睡眠品質差所造成。若是早上起床常常覺得頭昏腦脹，整個人迷迷糊糊的，人到了公司腦袋卻好像放在家裡一樣，做事沒效率就算了，萬一做錯事情造成更大的損失，那可就不好了。本篇是專為上班族所設計的元氣早餐。高麗參有補氣的作用，加在每天都要來一杯的咖啡裡，可以大大地提振精神，一整天都擁有活力，若不喝咖啡的人，可以將咖啡換成熱牛奶或熱開水也可以。

食材｜黑咖啡 300c.c.　雞蛋 1 顆　吐司 2 片　小黃瓜半條　胡椒粉少許
藥材｜高麗參 2 片

---

1. 將吐司放入鍋中，乾烤至吐司表面微焦即可。

2. 將蛋煎熟，小黃瓜切片或是切成細條，小黃瓜也可以換成番茄、或是任何的生菜。

3. 將蛋及小黃瓜夾至吐司中，撒上胡椒粉。

4. 將高麗參放到黑咖啡中浸泡，約 10 分鐘後即可飲用。

食療重點

高麗參

高麗參可大補元氣，大家都以為高麗參吃了會燥熱，其實這是錯誤的觀念，只要身體虛的人需要補氣，都可以吃，只是因為它的補氣效果比較強，有可能剛吃下去的時候會有點口乾舌燥，只要多喝水、起身走動一下，就可以緩解了。

溫 馨 叮 嚀

• 感冒初期不要喝，以免閉門留寇，延緩感冒痊癒的時間。

• 胡椒粉可以依自己的喜好使用，真的不敢吃辣的人，還是建議要撒一些，因為胡椒粉具有行氣、竄氣的作用，可以讓頭腦瞬間清醒。

適應症 不想去上班

能量抗鬱水果乾

2-4 人份　　1 小時　　嘴饞時隨時食用

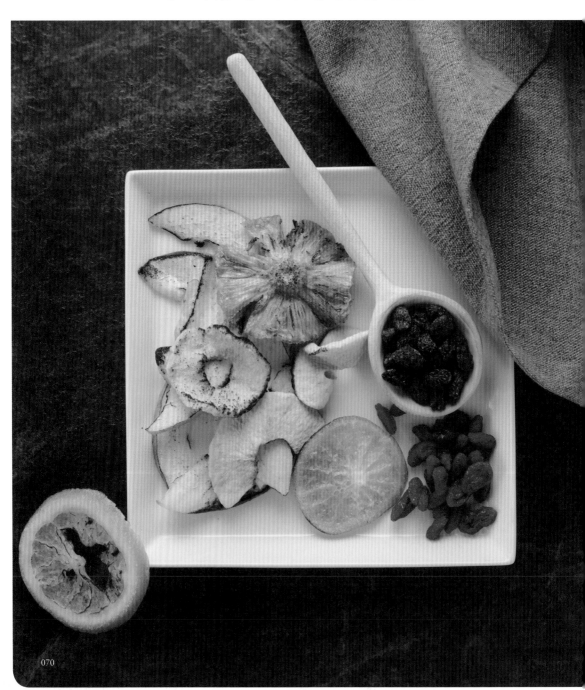

星期一通常是一個禮拜的第一個工作天，經過週末兩天的休息之後，照理說禮拜一早上應該是精神百倍，充滿朝氣地去工作，但是事實常常相反，好不容易離開了工作兩天，要不是為了那五斗米，實在是很想繼續放假，因此才會有藍色星期一這個說法，英文的藍色也有憂鬱的意思。根據統計，一個星期裡面，星期一的自殺率高於其他天，尤其是青壯年這個年紀的人，雖然這是心理層面的問題，但是透過食物來幫助我們提振心情、擺脫星期一的憂鬱，也是個不錯的方法。這道料理是將水果做成隨時可吃的健康小零嘴，能為上班帶來一點小確幸，水果的自然甜味也不會造成身體負擔。

食材｜鳳梨 1/3 顆　蘋果 1 顆　芭樂 1 顆　檸檬 1 顆　葡萄乾 50 公克
藥材｜甘草粉少許　枸杞 50 公克

1. 將水果洗淨後，去皮、去梗、去籽，切成 1 公分薄片。

2. 將檸檬擠汁，加入 250c.c. 水中。

3. 蘋果浸泡至 2 的檸檬水約 15 分鐘。

4. 烤箱以 100-120 度 C 預熱。

5. 將所有水果片稍微擦乾後，平鋪在烤盤上，以烤箱 100-120 度 C 烘烤 1-2 小時，過程中可以翻面，直到乾燥為止。

6. 枸杞、葡萄乾洗淨瀝乾，放入電鍋蒸 30 分鐘。

7. 將果乾剪成小片狀，與枸杞、葡萄乾混合。

8. 依個人喜好，可以灑點甘草粉，即可食用。

食療重點

枸杞
性平味甘，有滋陰補腎、益氣安神的功效，自古以來就是滋養的上品，維生素 C 的含量比柳丁高，還有養顏美容的功效。

甘草粉
性平，味甜，甘草粉只是為了矯味，不宜過量，以免造成水腫。

溫 馨 叮 嚀

• 如果家裡有風乾機，可以設定約 60 度，風乾約 10~12 小時，低溫風乾能保留更多的營養，但製作時間較長，可自行衡量製作方式。

• 血糖較高的人請酌量食用。

• 像梨子、蘋果的果皮不至於難以下嚥，可以洗淨後不削皮直接製作。

• 水果可以依個人喜好，換成別的水果，像是奇異果、香蕉、梨子、火龍果，都很適合做成果乾。

鮭魚舒筋湯

2-4 人份　　30 分鐘　　不限時間，一天可以喝 1-2 碗

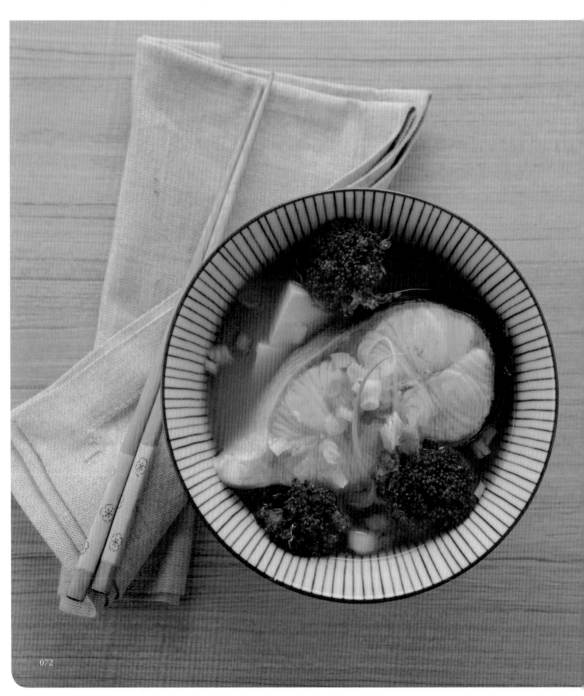

肩頸僵硬、痠痛幾乎是人人都有的症頭，形成的原因很多，感冒初期會肩頸痠痛、頭痛，壓力大、情緒緊繃時肩膀不自覺往上緊縮，也會造成肩頸僵硬。近幾年更常發生於低頭族，根據研究發現，低頭十五度的時候，頸部的負重是直立時的二倍左右，如果低頭六十度，則會增加到五至六倍的負重。不管是低頭辦公、滑手機、讀書都一樣，長期下來會造成頸椎提早退化，頸部周圍的肌肉也會緊繃、痠痛，所以讀書、工作時要調整正確姿勢，盡量讓頭部呈現直立的狀態，不得已必須使用手機，也要將手機舉到平視的位置，減少低頭的時間。休息時可以熱敷肩頸，適度地拉筋、按摩，舒緩肌肉，都可以減緩肩頸僵硬。

食材	生薑 30 公克　鮭魚 250 公克　綠花椰菜 200 公克　嫩豆腐 1 塊　蔥 5 根 味噌 30 公克　米酒 15c.c.　味醂少許
藥材	葛根 15 公克　白芍 10 公克　炙甘草 10 公克

1. 生薑切絲，鮭魚、綠花椰菜、嫩豆腐切塊，蔥切成蔥花，備用。

2. 將藥材及 1500c.c. 水放入鍋中，以大火煮滾，關小火繼續煮 15 分鐘後，將藥材撈出。

3. 將生薑、綠花椰菜放入鍋中，煮約 5 分鐘。

4. 將鮭魚、豆腐放入鍋中，煮約 5 分鐘。

5. 將味增放於濾網上，再放入鍋中以湯匙攪拌，直到味增完全溶解。

6. 加入米酒及蔥花，關火。

7. 依個人喜好，加鹽或味醂調味後，即可食用。

食療重點

鮭魚
鮭魚含有豐富的 omega-3 脂肪酸，有助於減低身體的發炎，魚肉含有的優質蛋白質，對於運動後的肌肉修復，也有一定的幫助。

炙甘草
緩急止痛、可通經脈、利血氣，抗炎效果佳。

白芍
味苦、酸，性微寒，可減緩抽筋及改善肌肉痠痛。

溫馨叮嚀

• 這一道料理不只是針對肩頸痠痛，運動過後的肌肉痠痛，或是小腿容易抽筋的人，都可以食用。

• 十字花科蔬菜有緩解肌肉痠痛的作用，不喜歡綠花椰菜的人，可以自行替換成喜歡的蔬菜，或是換成海帶芽，更合味噌湯的口感。

赤小豆祛濕溫沙拉

2-4 人份　　2 小時　　任何時間都可食用

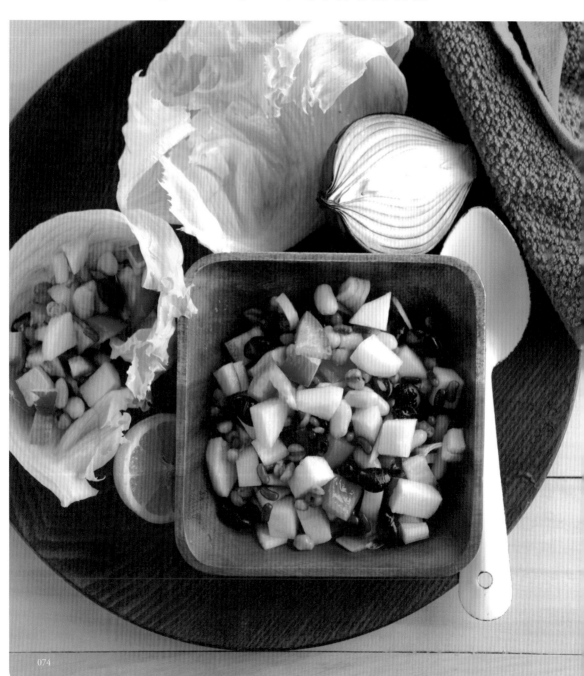

現代人久坐的機會越來越多，學生白天坐在教室聽課，晚上坐在家裡複習功課、打報告，上班族白天也是坐在辦公桌前一整天。坐著的確可以讓人感到放鬆，或是運動後可以消除疲勞，但是如果坐著的時間遠大於起身活動的時間，就有可能對身體會有不好的影響，長期久坐再加上不良坐姿，會造成腰部的負擔，甚至損害椎間盤，引起腰部的疼痛。活動量減少會造成下半身的水腫，所以在傍晚時常常會覺得腳腫腫脹脹或是腳麻，同時也會因為活動量減少，脂肪不斷囤積增加，造成下半身肥胖，所以必須久坐時，記得要挺直坐正，維持良好坐姿，並且每過一個小時要起來走動，伸展一下筋骨，才能夠減少久坐造成的傷害。

> 食材｜白腎豆 30 公克　薏仁 30 公克　牛番茄半顆　蘋果半顆　萵苣 50 公克
> 　　　紫洋蔥半顆　橄欖油少許
> 藥材｜赤小豆 30 公克　黑豆 30 公克

1. 牛番茄、蘋果、紫洋蔥切粗丁，萵苣洗淨，備用。

2. 將薏仁、黑豆、赤小豆放入碗中，加水至淹過所有豆子，浸泡約 2 小時。

3. 將碗放入電鍋中，蒸 2 個小時，直到豆子及薏仁變軟後，將水倒掉。

4. 將白腎豆及所有食材與橄欖油拌勻，即可食用。

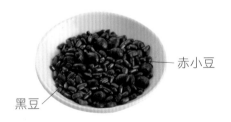

赤小豆

黑豆

食療重點

大薏仁
薏仁要用傳統的大薏仁，才有排水的效果，或是選用紅薏仁也可以，而小薏仁是一種穀類『大麥』，沒有排水的作用。

白腎豆
白腎豆常用於西式料理中，口感與花豆類似，它具有抑制澱粉吸收的作用，可以減緩精緻澱粉攝取過多，加上久坐引起的下半身肥胖，新鮮的白腎豆不好買，可以直接買罐頭來製作。

溫 馨 叮 嚀

• 這道料理含有各種營養素，可以用來取代正餐，也可以加一條地瓜，增加飽足感，但不建議睡前吃，以免夜尿而影響睡眠。

• 牛番茄跟蘋果可以換成自己喜愛的水果。萵苣可以換成任何一種喜歡的生菜，但生菜比較偏寒，不宜太多，可以燙熟後再吃。

黃耆蛤蜊止暈湯

2-4 人份　　30 分鐘　　早上或中午喝 1-2 碗

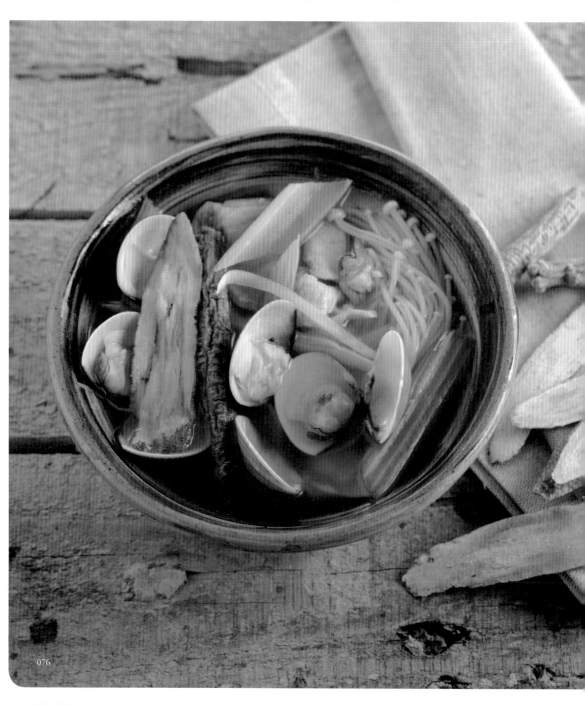

頭暈是很常見的症狀，可分為天旋地轉的眩暈，以及頭重腳輕的頭昏。兩者的形成原因都很多，眩暈通常跟內耳的耳石或半規管有關，這種暈會讓人很不舒服，一張開眼睛或是頭部有點動作，就會覺得天旋地轉，嚴重時還會引發嘔吐，如果出現這些症狀，建議盡快就醫。頭昏則是整天覺得頭昏腦脹的，無法專心，或是突然覺得頭重腳輕，有點腳軟快跌倒的樣子，更常發生在蹲著或坐著，突然站起來的時候，一陣頭昏眼冒金星，有些人會以為是貧血。結果抽血檢查發現數值也都正常，以中醫的角度來看，有一大部分的頭昏都是因為氣虛造成的，氣虛無法將血液、氧氣送到頭部，所以才會造成頭昏的現象。

食材｜金針菇 50 公克　芹菜 100 公克　瘦肉 150 公克　蛤蜊 10 顆　生薑 1 塊
藥材｜黨參 10 公克　黃耆 15 克

1. 金針菇洗淨，生薑切絲，芹菜切段，瘦肉切片，蛤蜊放入鹽水中吐沙，備用。

2. 將中藥材放入鍋中，加水 1500c.c.，以大火煮滾後，關小火繼續煮 15 分鐘。

3. 將中藥材撈出。

4. 將芹菜、金針菇、瘦肉放入鍋中，煮約 5 分鐘。

5. 放入蛤蜊、生薑，再煮約 5 分鐘，直到蛤蜊全部打開。

6. 加鹽、香油調味，即可食用。

食療重點

黨參
能健脾益氣，如果有貧血的人，可以再加一小片當歸，達到氣血雙補的功效。

黃耆
有補氣升陽的作用、可改善氣虛，黨參及黃耆也可以用任何一種人參取代，補氣效果更好。

溫馨叮嚀

• 這道湯適用於氣血不足而引起的頭昏、眼冒金星，也適用於氣血不足而引起其他不舒服的人，但如果頭昏眼花不是因為氣血不足引起，就不適合本湯。

• 感冒初期不要喝，以免閉門留寇，延緩感冒痊癒的時間。

• 黨參、黃耆具有補氣的功用，不要晚上喝，以免影響睡眠。

柴胡山藥護肝湯

⏣ 2-4 人份　🕐 30 分鐘　🚫 任何時間都可食用

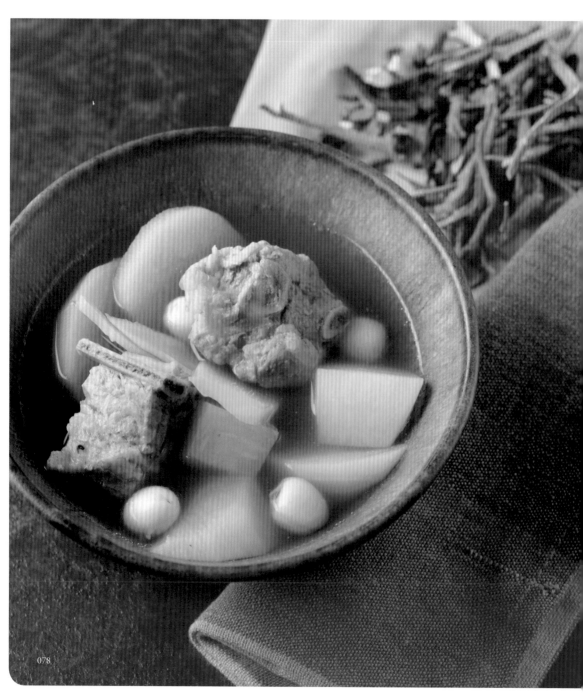

中醫認為肝經佈脇肋，一旦情緒不好引起肝氣鬱結，聚集在胸部脇肋這個地方，就會有鬱悶的感覺，只要適度地釋放壓力，不舒服的狀況就可以得到緩解。因為身體因素引起的胸悶就比較複雜，常見的有因為呼吸道、或是肺部問題造成的，通常會合併咳嗽或是發燒等症狀。再來就是胃部不適、胃食道逆流引起的胸悶，常發生在飲食不規律、或是吃甜食、吃飽飯之後，通常會合併打嗝、噯氣、胸口有灼熱感等症狀。最後，有可能是因為心臟引起的胸悶，最常見的是二尖瓣脫垂，常發生在勞累過度、壓力大、或是喝咖啡、茶等含有咖啡因的食物，就會引起胸悶、心悸的症狀，一般不會有疼痛的感覺，如果胸悶合併胸痛、咳嗽、冒冷汗、左肩或左手痠麻刺痛，一定要盡快就醫。

食材｜山藥 100 公克　白蘿蔔 200 公克　排骨 150 公克　蓮子 20 公克
　　　生薑 5 片
藥材｜桂枝 5 公克　陳皮 10 公克　柴胡 10 公克

1. 山藥、白蘿蔔削皮、洗淨、切塊，排骨先汆燙，蓮子泡軟，生薑切片，所有中藥材放入紗布袋中，備用。

2. 將中藥包放入鍋中，加 1500c.c. 水，先以大火煮滾，關小火繼續煮約 10 分鐘後，將中藥包撈起。

3. 將所有食材放入鍋中，繼續煮約 20 分鐘，直到所有食材軟爛好入口。

4. 關火後加鹽調味，即可食用。

食療重點

柴胡
性微寒、味苦、可疏通肝氣、解熱鎮痛，可改善胸脅脹痛、或月經不調。

陳皮
性溫；味苦、辛，能理氣健脾，除了能促進腸胃蠕動，還能消除腸道的積氣，達到祛痰止咳的功效。

溫 馨 叮 嚀

• 這道湯除了胸悶的人可以喝之外，平常壓力大、個性急、或是很難釋放情緒的人，肝氣過旺、肝氣鬱結的人都可以喝，幫助疏通肝氣。

• 這道湯要取中藥材的藥氣，所以中藥包不宜久煮，水滾後 10 分鐘即可將中藥包撈起。

• 胸悶的原因很多，喝湯頂多只是暫時緩解症狀，如果不斷反覆發作，還是要尋求正規醫療，找出胸悶的原因，才能夠解決根本的問題。

蓮藕天麻益腦湯

◎ 2-4 人份　　🕔 30 分鐘　　Ⓢ 任何時間都可食用

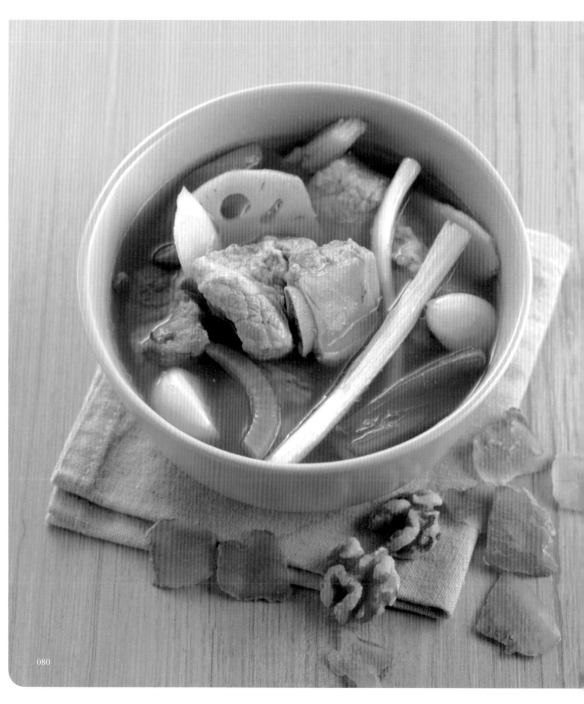

頭腦越用會越靈活，越少用就會越來越不靈光，當我們忘記某些事情的時候，常會自嘲說年紀大了，記性不好了，沒錯，隨著年紀增加，記憶力的確會慢慢衰退，輕則說過的話立刻就忘記，嚴重一點可能走出門就忘記怎麼回家了。不過記性不好有逐漸年輕化的趨勢，隨著科技越來越發達，人手一支智慧型手機，本來需要動腦去記的東西，現在只要存在手機裡面，需要的時候手指頭點一點、滑一滑就一目了然了，腦子越動越少，記憶力當然就會越來越差。本篇的食療藥方採用了能促進大腦血流的天麻，以及擁有豐富維他命 E 的核桃，對於促進大腦活性化很有幫助。工作需要時常激盪腦力的人、或是銀髮族都很適合此道湯品。

| 食材 | 蓮藕 200 公克　排骨 200 公克　乾魷魚 20 公克　生薑 5 片　蒜頭 10 顆　蔥 2 根 |
| 藥材 | 天麻 10 公克　核桃 10 公克　桂圓肉 10 公克 |

1. 蓮藕洗淨、削皮、切成薄片，排骨汆燙，乾魷魚剪成小條狀、泡軟，蒜頭去皮，蔥切段，備用。

2. 將中藥材放入鍋中，加入 1500c.c. 水，先以大火煮滾，關小火繼續煮約 10 分鐘。

3. 將蓮藕、排骨、魷魚、蒜頭、薑片放入鍋中，煮約 20 分鐘，直到食材軟爛好入口。

4. 加入蔥段後即可關火，加鹽調味後即可食用。

食療重點

天麻

性平、味甘，能促進大腦血流、降低腦血管阻力，有明目、增智作用，對於增強記憶力有顯著作用。

核桃

可補腦、潤腸，含有豐富的抗氧化物質、維生素 B 和 E 及卵磷脂，除了煮湯之外，平時可以直接吃，但不宜過量，每天 3-5 個就好，以免吃多上火。

溫馨叮嚀

• 蓮藕可以換成其他喜歡的蔬菜，像是用竹筍來煮這道湯，也很適合。

• 桂圓比較偏燥熱，如果平時就常常口乾舌燥、嘴巴破，屬於火氣大的體質，可以放少一點。

酸棗仁安神穀漿

◎ 1-2 人份　◎ 35 分鐘　◎ 任何時間都可飲用

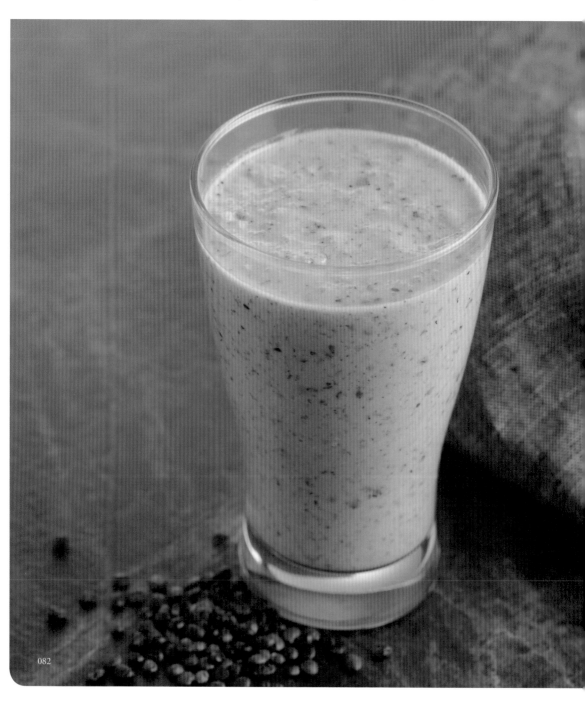

現在的生活越來越不好過，當老闆的認為景氣不好，經營越來越困難，所以用最少的人力來做最多的事情，可憐的是當員工的人，上班打卡制，下班責任制，工作量不斷增加，薪水卻沒有增加，每天一上班就要面對做不完的工作，心情怎麼可能好得起來，每天都變成藍色的星期一了。其實家家都有難念的經，每個人都有各自的壓力，積久了不止身體會出問題，心情也會越來越憂鬱，不管壓力的來源與大小，一定要學會釋放壓力，或是飲用本篇的酸棗仁安神穀漿，酸棗仁的藥性溫和，有安神的功效，另外添加了香蕉及糙米，兩者都有穩定神經的作用，可以減少焦慮，也能穩定血糖，情緒自然會比較穩定，糙米也可以用燕麥或薏仁取代。

> 食材｜糙米 75 公克　香蕉 1 根　芝麻 15 公克　松子 15 公克　鮮奶 500c.c.
> 藥材｜炒酸棗仁 10 公克　枸杞 15 公克　紅棗 3 顆

1. 將紅棗去籽洗淨，香蕉剝皮，枸杞、炒酸棗仁洗淨、泡水，備用。

2. 糙米淘洗乾淨，加 150c.c. 水浸泡 30 分鐘後，放入電鍋中，外鍋加一杯水煮到開關跳起。

3. 將所有食材放入果汁機攪打成糊狀，即可飲用。

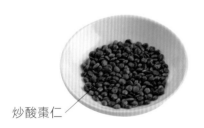

炒酸棗仁

食療重點

松子
富含多元不飽和脂肪酸，與牛奶一樣都含有豐富的色氨酸以及鈣質，有助於穩定神經，提高腦部血清素的濃度，有助於減輕壓力、改善失眠、以及穩定情緒，除了松子之外，杏仁、核桃仁也都是很好的選擇。

炒酸棗仁
即酸棗的種子，含有生物鹼及多種胺基酸，有寧心安神的作用，對於煩燥有很好的改善效果。

溫馨叮嚀

• 糙米飯可用平常煮飯的方式多煮一點，取一碗來做這道料理，剩下的可以當作正餐食用。
• 芝麻與堅果類，可以選擇低溫烘烤過或是炒過的，味道比較香醇。

薰衣草安眠飲

ⓐ 1-2 人份 　🕐 10 分鐘 　🔔 每天晚上喝 1 杯

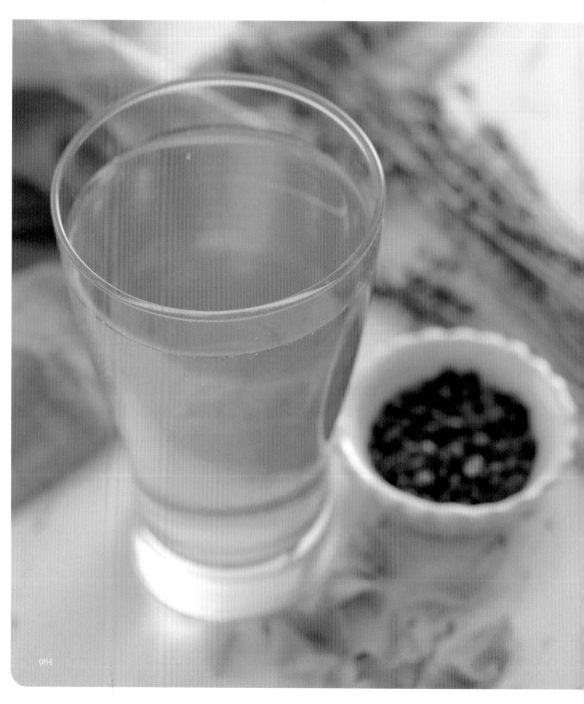

中醫認為：「陽入於陰，謂之寐。」意思就是說，身體的動力要完全收藏進入陰分，就像車子停進車庫一樣，身體就會進入睡眠狀態，睡不著的原因很多，尤其是長期睡不好的人，還是要找醫生對症下藥，才能夠徹底解決睡眠障礙。如果只是一時的睡不好，可以用以引用本帖茶飲，薰衣草氣味芳香，具有舒緩情緒、安定精神的作用，酸棗仁是中醫常用來鎮靜安神的一味藥材，百合有滋陰降火、安神的作用，三味藥材合用，氣味芳香宜人，對於睡眠還有很好的穩定效果，之前曾經將這個處方介紹給睡不好的朋友，也曾經在節目上介紹過這個茶飲，收到的回饋都是很正面的，大家不妨試試看。

> **藥材｜**薰衣草 1.5 公克、酸棗仁 1 公克、百合 1 公克

1. 將所有藥材打碎，放入茶包袋中。
2. 將茶包袋放到保溫杯中，加入約 300c.c. 熱開水。
3. 將保溫杯蓋上蓋子。
4. 悶 15 分鐘後即可飲用。

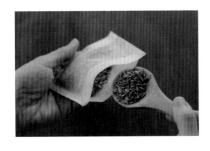

食療重點

酸棗仁

味酸甘、性平，主功效是養心益肝、安神斂汗，常來治療心悸、失眠、體虛多汗。現代研究發現，酸棗仁主要影響深睡階段的慢波，對於中樞神經有顯著的鎮靜及嗜睡作用，是中醫用來治療失眠的常用藥物。

 溫 馨 叮 嚀

• 本茶飲具有安神作用，可能會引起精神不濟、嗜睡，故飲用後請勿開車、或進行有危險性的行為。
• 長期失眠的人，建議還是尋求醫療協助，才能夠治本。

疲勞時喝「提神飲料」
真的有用嗎？

很多人在診間常常問我：「陳醫師，不知道為什麼我總是感到很累，每天都很想睡覺，怎麼辦？」我常會笑著回答：「其實去好好睡個覺就好了！」我了解有時候生活是因為不得已，必須馬不停蹄地工作，長期下來讓身體處於勞累的狀態，所以隨時都要想辦法讓元氣及體力快速恢復，才能夠繼續打拼。

能幫助恢復體力的東西很多，例如咖啡、提神飲料、雞精，另外像中藥類的黃耆、人參，都有提神的作用。但是它們之間還是有些不同，通宵熬夜想睡覺時，來一杯咖啡或提神飲料，很快就會有精神繼續工作。但是大家有沒有發現，隔天起床後還是覺得很累，而且氣色會變得很差，這是因為咖啡因讓你有精神、不容易睡著，身體處於一種亢奮狀態，但是它並「沒有補充」體力，它讓你能夠超時工作，但體力同時也透支了，所以隔天起來就有被榨乾的感覺。

提神飲料只能解決燃眉之急，無法真正補充體力

提神飲料就是跟高利貸借錢，它可以立即幫你解決燃眉之急，但是後面要付出的代價很大。有些人會說：「那我喝雞精來提神應該就健康多了吧？」但是喝了雞精後常常會更想睡覺，要撐過這一段想睡覺的時間，精神才會來，為什麼會這樣呢？因為這一類的營養補充品，吃到肚子裡面之後，還要經過腸胃道的吸收、轉化之後，才能變成身體可以使用的營養物質，而腸胃道運作時需要能量，氣血聚到腸胃道之後，其他地方像是大腦就會呈

現更缺氧的狀態，所以會覺得更累。

以黃耆、人參來補氣的方法，相對來說能真正給予身體營養及能量，這就像是跟父母借錢一樣，通常都可以順利、立刻拿到錢。像我每天很累的時候，就會泡人參茶來喝，每天習慣喝咖啡的人，也可以把人參放在咖啡裡浸泡，帶有清新的人參香氣，能帶給身體動力，就算在忙碌工作的狀態下，也不會用掉身體本身的正氣。

(TIPS) **只要身體需要補氣，都能食用人參**

在第一章的迷思中有提到，只要是需要補氣的人，就可以食用人參，人參有許多種類，其中高麗參屬溫和的參種，不燥熱，如果身體沒有特殊病症，一般人可以食用，一年四季都可當作食補的選擇。市面上也有許多高麗參的製品，像是濃縮液、濃縮膏，建議購買時選擇經過品質檢驗及官方認可的品牌，而高麗參製品中，近來有廠商推出小包裝的設計，不僅食用方便，好攜帶的特性，可幫助隨時隨地補充元氣，可依個人喜好選擇使用。若是出現口乾舌燥、身體發熱等燥熱現象，只要多喝水、多走動就可以緩解了。

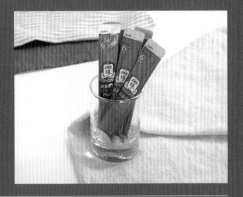

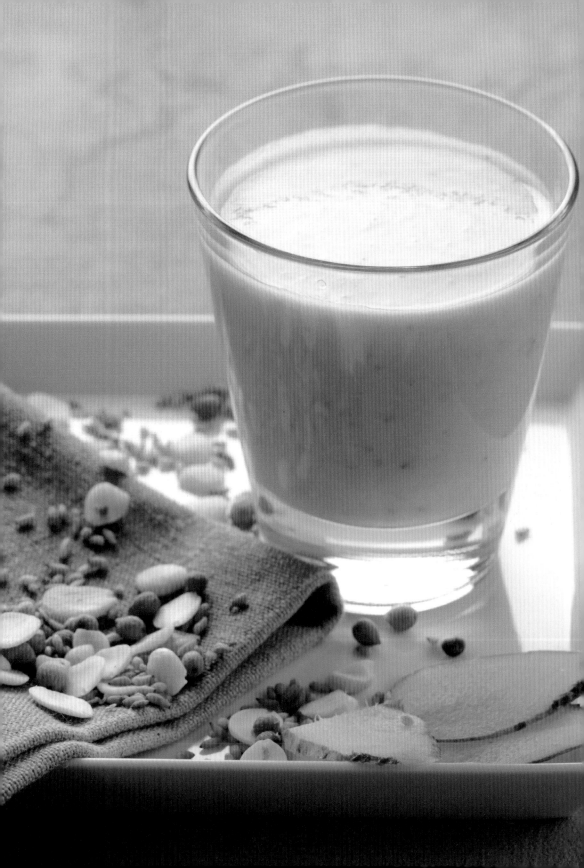

第 3 章

體質改善餐

難治小毛病，其實這樣吃就好！

便祕好苦惱——窈窕輕暢南杏飲

免疫力下降——雙棗人參滋養湯

夏天常中暑——蓮子木耳消暑飲

頭痛快爆炸——川芎雞肉咖哩

感冒好不了——黃耆鱸魚補氣湯

消化特別差——陳皮雞絲健胃沙拉

變天就鼻塞——桂枝蛤蜊通鼻湯

頑固小症頭，
透過食療就能徹底根除

身體難免會出現一些小毛病，像是頭痛、便秘、拉肚子、皮膚癢、脹氣、鼻塞、流鼻水等，這些都不是嚴重的問題，但是多少還是會影響到生活品質，雖然吃藥可以暫時緩解，可是一停藥症狀馬上又回來了，面對這些頑疾，如果想要徹底根除這些小毛病，就要從「體質」去改善。

幾年臨床下來，我發現大家對於中醫看診還是有些誤解，尤其是脈診的部分，以為把脈可以把所有的症狀都把出來，幾個月前有個病人問我：「我有點流鼻水，為什麼你沒有把出來？」如果要票選一句話激怒中醫師，那麼這句話一定可以得到冠軍。

在這裡我想再仔細說明一次，中醫有四診，望、聞、問、切，切診就是把脈，是在透過望、聞、問診後收集到的資訊，做最後的確認，也就是說先看病人的外觀，用耳朵或是鼻子去聽、聞病人的聲音、味道，詢問病人的症狀，最後把脈確認病人的體質狀況是屬於什麼證型，再去對「證」下藥。

為什麼不是對「症」下藥，因為相同的證型有可能會有不同的症狀，例如同樣是肝火旺，有的人可能是臉上長滿了痘痘，有的人可能是胸悶、口臭，有的人可能是肝炎，有的人可能這些症狀都有，所以光從把脈就要很精確地說出有哪些症狀，是有難度的。有些特殊症狀會從所謂的脈位點顯現出來，在把脈時就可以摸得到，但能鑑別的症狀也有限。因此透過把脈的結果來決定醫師的專業度，不如直接將症狀告訴醫師，因為自己的身體自己才是最清楚的。

本章所設計的料理是針對一般人常見的各種小毛病，例如經常感冒、頭痛、胃痛、鼻塞等，這些小毛病不一定要馬上吃西藥，可以透過食療慢慢從根源改善，讓體質變得更強健，感冒後也會復原得比較快，慢慢的透過食物的力量讓這些小毛病不藥而癒。

窈窕輕暢南杏飲

1-2 人份　　10 分鐘　　早上喝

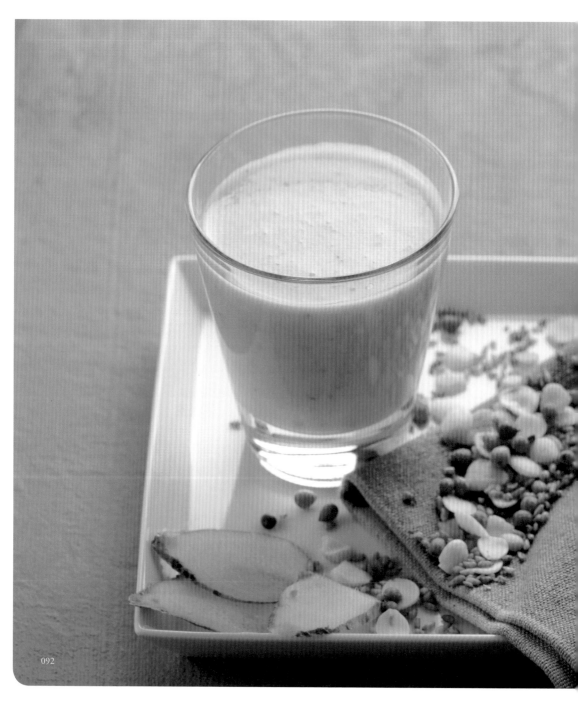

想要排便順暢，有三個要素一定要記得，那就是水分、纖維、運動。正常情況下，成人一天的喝水量大約是體重的 30 倍，舉例來説，一個 50 公斤的成人，一天的喝水量大概是 1500c.c.，喝水時要少量多次慢慢喝，千萬不要一次豪飲一大罐，不但沒有效果，還有可能會傷害身體。如果真的不喜歡水的味道，可以加點檸檬片或是花草調味，如果飲用含有咖啡因的飲品，因為咖啡因會利尿，所以這些含咖啡因飲品的水量不能計入一天的總量。最基本的纖維來源就是蔬菜、水果，原則是多樣、多變，不要大量長期吃同一種蔬菜、水果，如果偏性太大有可能會影響到體質，如果工作需要長期久坐，除了走路之外，還要鍛鍊腹部肌肉，強化核心肌群的收縮力，可以讓排便更順暢。

食材	香蕉 2 根　鳳梨 1/4 顆　老薑 2 片　牛奶 300c.c.　蜂蜜 15c.c.
藥材	柏子仁 10 公克　郁李仁 10 公克　南杏 30 公克

1. 香蕉剝皮，鳳梨切塊，老薑切片，備用。
2. 將所有食材、藥材放入果汁機中。
3. 全部攪打均勻後即可飲用。

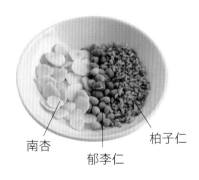

南杏
郁李仁
柏子仁

食療重點

南杏
富含油脂，可幫助通便。杏仁有分南杏跟北杏，南杏又名甜杏仁，藥性較低，通常用在食物料理或是當作零食，北杏又名苦杏仁，用作中藥材為主。

柏子仁
有養心安神、潤腸的作用，可調整虛弱體質，對於心悸失眠也能有效改善。

溫馨叮嚀

• 除了香蕉、鳳梨之外，可以再添加其他喜歡的水果。
• 牛奶和蜂蜜可依個人口味，調整添加量。
• 柏子仁、郁李仁、杏仁可以購買烘炒過的，如果買不到，回家後可以自行乾烤或是用烤箱先烘烤過，風味更佳。

雙棗人參滋養湯

🧑 2-4 人份　🕐 30 分鐘　🌙 早上或中午喝 1-2 碗

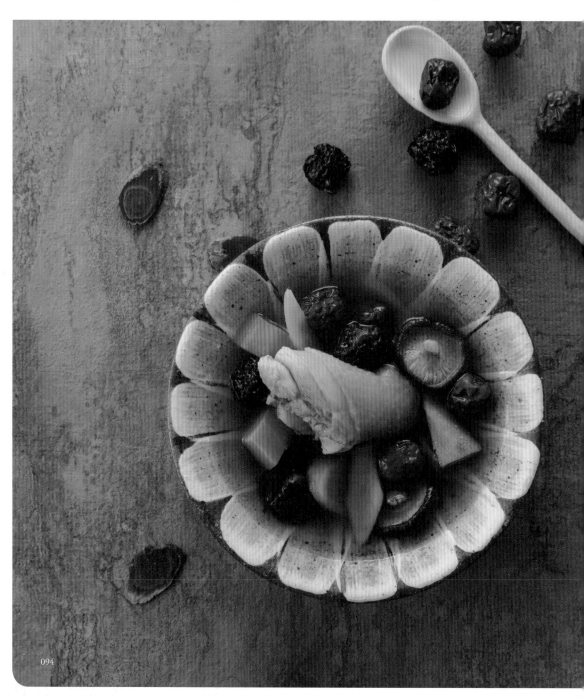

《黃帝內經》中提到：「正氣存內，邪不可干，邪之所湊，其氣必虛。」人會生病，一定是自己的氣虛了，邪氣才會進到身體裡面，也就是說身體的抵抗力、免疫力下降，就容易生病，所以提升免疫力的第一步，就是要補身體的氣。最容易耗氣的壞習慣就是飲食不規律，飲食定時定量的人，身體知道每天在固定時間都可以得到營養補給，各大器官的機能就會正常運作。反之，如果飲食不規律，身體沒有在該得到補給的時間得到營養，身體的運作機能就會變差，不得已只好拿身體庫存的氣出來用，本篇介紹的滋養湯除了添加基本補氣藥材人參及紅棗，還加入了黑棗，黑棗的滋補效果更好，對於病後調理也有很好的功效，容易勞累，或是講話常覺得喘不過氣來的人不妨多喝。

食材｜牛蒡 200 公克　雞腿肉 200 公克　紅蘿蔔 200 公克　香菇 30 公克
　　　生薑 5 片
藥材｜人參 15 公克　黑棗 5 顆　紅棗 5 顆

---

1. 香菇泡水，牛蒡、紅蘿蔔削皮、切塊，雞腿肉汆燙，備用。

2. 將中藥材、牛蒡、紅蘿蔔、香菇、薑片放入鍋中，加水 1500c.c.。

3. 以大火煮滾後，關小火繼續煮約 10 分鐘。

4. 放入雞腿塊，繼續煮約 20 分鐘，直到所有食材軟化好入口。

5. 加鹽調味，即可食用。

食療重點

人參

能大補元氣、提升免疫力，人參的種類很多，可以自行選用西洋參、東洋參、石柱參或是高麗參，如果希望補氣效果強一點，以高麗參為佳，如果希望人參的氣味強烈一點，可以改用人參鬚，但人參鬚補氣的效果稍弱，請自行斟酌使用。

溫馨叮嚀

• 不要晚上喝，以免影響睡眠。

• 感冒初期不要喝，以免閉門留寇，延緩感冒痊癒的時間。

• 這道湯不只能提升免疫力，勞累過度、講話常覺得喘、累的時候就頭暈頭痛，這一類有氣虛症狀的人，都可以喝。

• 可以將香菇換成其他菇類，像杏鮑菇、金針菇等。

蓮子木耳消暑飲

○ 1-2 人份　　○ 30 分鐘　　○ 任何時間都可以飲用

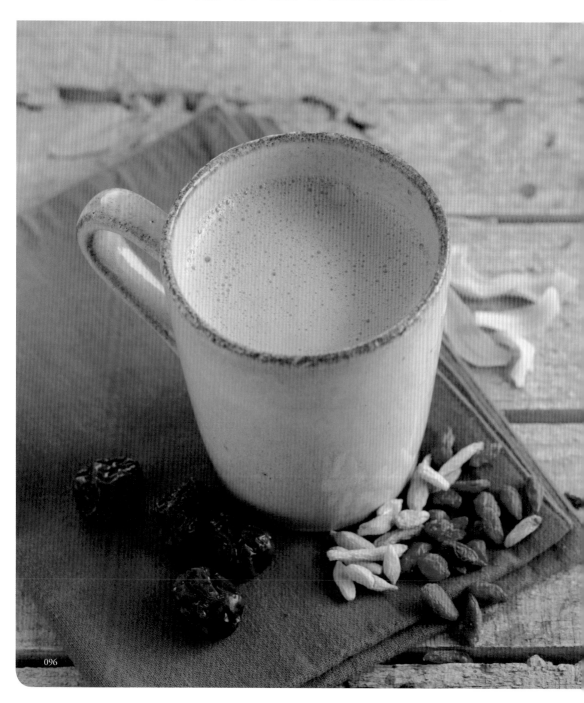

中醫學對於「熱病」也有很多論述，症狀與程度的分類跟現代醫學類似，除了用藥之外，刮痧是很常用來處理輕度熱病的手法，由於嚴重熱病的死亡率非常高，所以天氣熱的時候盡量避免在大太陽底下曝曬太久，尤其是在濕度很高不易流汗的時候，更是要小心，如果不得已一定得在這樣的環境下，那一定要充分休息維持好體力，勤於補充水分與鹽分，並注意讓環境通風與散熱，才是預防熱病的好方法。

食材	新鮮黑木耳 500 公克　蓮子 30 公克　蜂蜜少許
藥材	百合 20 公克　麥門冬 20 公克　枸杞 20 公克　紅棗 5 顆

1. 黑木耳洗淨、去蒂頭，蓮子、百合、麥門冬、枸杞洗淨、泡水，紅棗去籽，備用。

2. 黑木耳以鹽水汆燙。

3. 將汆燙後的黑木耳，與蓮子、百合、麥門冬、枸杞、紅棗，放入鍋中。

4. 加入 1500c.c. 水，以大火煮滾，關小火後繼續煮約 20 分鐘。

5. 將煮過的整鍋材料以及水，倒入果汁機中打碎。

6. 將打碎後的成品倒回鍋中，續煮 15-20 分鐘。

7. 放涼後，依個人喜好加入蜂蜜調味，即可飲用。

食療重點

黑木耳

黑木耳富豐鐵質，貧血的人或是女性月經過後可以多喝，但如果有凝血問題、服用抗凝血劑、或是手術過後的人，就要適量飲用。

百合

性微寒、味甘，具潤肺療心、清熱止嗽的功效，能改善炎熱天氣引起的燥煩。

溫馨叮嚀

- 這道飲品可以滋陰降火，除了可以避免中暑之外，陰虛火旺體質引起的燥熱、口乾舌燥、嘴巴破、皮膚暗沈、細紋、斑點、更年期潮熱、臉紅、便秘等諸多症狀，都可以飲用。
- 可自行調整水量改變濃稠度，產生不同的口感，但不影響效果。
- 進行步驟六時要以小火慢煮，同時要不斷攪拌，以免鍋底燒焦。
- 喜歡甜味的人，可以加入蜂蜜調味，也可以在製作的過程中，加入鳳梨或是蘋果一起打碎，成品就會具有天然健康的甜味，但還是建議把嗜甜的壞習慣戒掉。

川芎雞肉咖哩

◎ 2-4 人份　◎ 30 分鐘　◎ 任何時間都可以食用

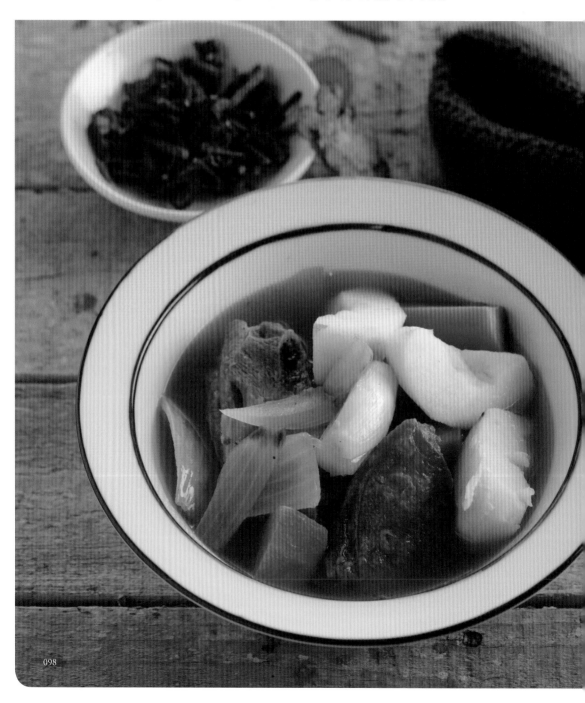

頭痛不是病，通常是身體不適引起的一個症狀。頭痛的分類很多，臨床經驗中，以部位來判斷引起頭痛的原因，準確度還蠻高的，後頭痛屬於太陽頭痛，一般是外感引起的，也就是感冒初期引起肩頸僵硬的頭痛。兩側太陽穴頭痛屬於少陽頭痛，一般是情緒緊繃、壓力大、情緒起伏或是月經前引起的頭痛，額頭、眉棱骨、眼窩附近痛屬於陽明頭痛，一般是疲倦、勞累過度的時候就會痛，頭頂中央痛是厥陰頭痛，一般是冰的或是寒性食物吃太多造成體內寒氣太重，引起的頭痛，簡單分辨頭痛的原因之後，再依照不同的原因去解決，如果頭痛無法解除，或是頭痛時常發作，建議還是盡快就醫，請醫師幫你找出原因，才能夠徹底根治頭痛的問題。

食材	雞腿肉 200 公克　紅蘿蔔 200 公克　馬鈴薯 200 公克　蘋果 1 顆
	洋蔥半顆　生薑 30 公克　咖哩塊 4 塊
藥材	川芎 5 公克　鉤藤 15 公克

1. 紅蘿蔔、馬鈴薯、蘋果削皮切塊，雞肉和洋蔥切塊，生薑磨泥，川芎、鉤藤放入紗布袋備用。

2. 將雞肉放入鍋中，皮面朝下煎至表皮略熟後，將肉拿起來備用。

3. 將洋蔥放入鍋中拌炒，直到洋蔥呈半透明狀。

4. 將煎過的雞腿肉、紅蘿蔔、馬鈴薯放入鍋中，稍微拌炒至馬鈴薯表面微焦。

5. 加水約 1500c.c.，放入中藥包，以大火煮滾後，關小火續煮 10 鐘後取出中藥包。

6. 將咖哩塊、生薑泥、蘋果放入鍋中，繼續煮約 10 鐘，直到紅蘿蔔軟化好入口，即可食用。

食療重點

川芎
性溫、味辛，具有活血止痛的功效，對於緩解頭痛、生理痛等有很大的幫助。

鉤藤
性甘、微寒，熄風止痙、鎮靜作用，可改善頭暈目眩等不適。

溫 馨 叮 嚀

• 咖哩塊裡面的辛香料、薑黃，以及生薑、川芎、鉤藤，都能緩解頭痛，如果沒時間做料理，可以取薑片、川芎、鉤藤，打碎後泡水喝。

• 咖哩可以淋在飯上變成咖哩飯，也可以加水或高湯稀釋，加入麵條做成咖哩麵。

• 馬鈴薯可以切大塊一點，避免煮的過程中化掉了。

黃耆鱸魚補氣湯

◎ 2-4 人份　　⏲ 30 分鐘　　◇ 早上或中午喝 1-2 碗

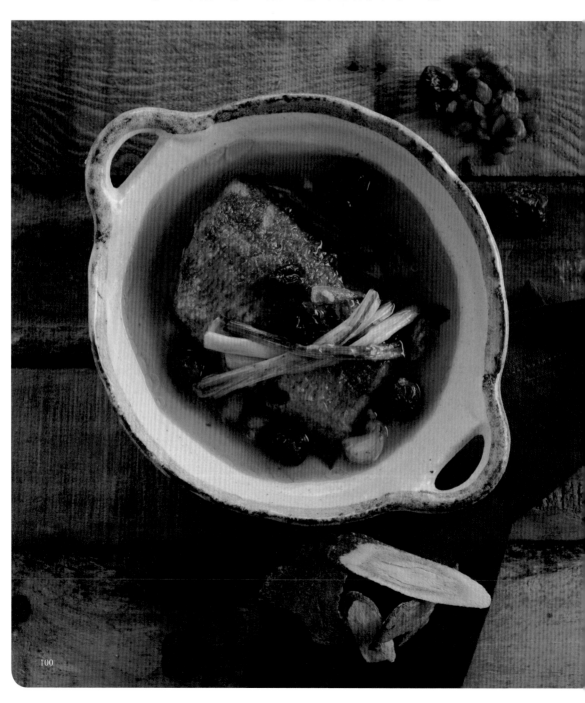

感冒是無法完全免疫的疾病之一，抵抗力比較弱時，只要接觸到感冒病毒，就會引起感冒症狀，例如發燒、流鼻水、咳嗽、喉嚨痛等，中醫也認為正氣虛的時候，邪氣就容易侵襲人體。同樣得到感冒，有人恢復快，有些人就會拖個尾巴好不了，症狀反反覆覆的，這是因為身體的底子比較虛弱，可能反覆得到不同類型的感冒。就算都沒有感冒病毒，但是由於本身的復原力太弱，導致有些症狀一直好不了，由此可知是否容易感冒以及感冒後的復原力，都跟體質有關，體質強健的人比較不容易感冒，感冒後也會復原得比較快。

| 食材 | 鱸魚 1 條　蒜頭 5 顆　生薑 30 公克　蔥 2 根　米酒少許 |
| 藥材 | 黃耆 10 公克　白朮 15 公克　枸杞 15 公克　紅棗 5 顆 |

1. 鱸魚處理過、切段，蒜頭拍扁、去膜，生薑切絲，蔥切段，黃耆、白朮放入紗布袋中，備用。

2. 鍋中加少許油，將蒜頭及一半薑絲放入爆香。

3. 將魚放進鍋中，煎到表面變熟。將魚的表面稍微煎乾會更香、更好吃。

4. 加水 1500c.c.，將剩餘的薑絲、米酒、以及所有中藥材放入鍋中，以大火煮滾後，關小火繼續煮約 15 分鐘，將藥氣完全煮出。

5. 加蔥後關火，加鹽調味後，即可食用。

食療重點

黃耆

可增強免疫功能，黃耆有北耆（白耆）跟晉耆（紅耆）之分，兩者同科不同屬，較正統的黃耆是北耆，它的補氣效果較佳，但味道比較特別，晉耆的補氣效果稍弱，但煮湯後的味道比較香甜，可以斟酌使用。

白朮

改善脾虛、食量差、容易倦怠乏力等問題，腸胃功能較差的人，也可以食用。

溫馨叮嚀

• 這道湯不只是針對感冒後期加速復原，對於其他疾病、手術後、產後調養，也都適用。

• 感冒初期不要喝，以免閉門留寇，延緩感冒痊癒的時間。

• 不敢吃鱸魚的人，可以用牛肉或是豬肉取代。

陳皮雞絲健胃沙拉

◎ 2-4 人份　⏱ 30 分鐘　◎ 當作餐前的開胃菜

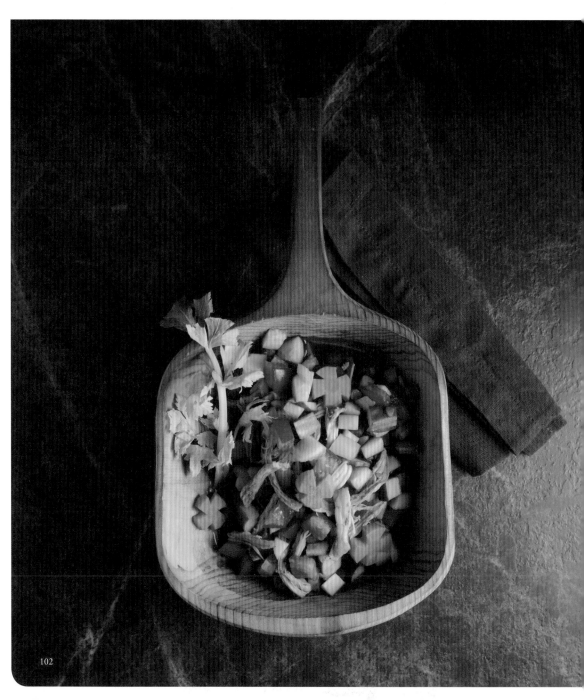

胃主受納、脾主運化，食物吃到肚子裡面，先暫時儲存在胃，然後慢慢往下輸送給脾消化，吃飯速度快的人，一下子太多東西進到胃裡面，來不及往下送到脾去消化，就會覺得胃脹不舒服。另外，脾虛的人消化的功能會比較弱，食物容易積沉在胃部，所以很容易吃飽後就引起胃氣上逆，產生脹氣、打嗝、噯氣、甚至胃食道逆流。除了脾胃本身的問題，肝氣也就是情緒、壓力，也會影響到脾胃功能，肝屬木、脾胃屬土，木會克土，所以只要情緒緊繃、或是情緒起伏的時候，肝氣過旺就會橫逆犯脾、胃，而引起胃氣上逆或是脾虛腹痛等症狀。所以要有良好的消化功能，就要養成定時定量的飲食習慣，吃飯不要吃太快，更重要的是要保持愉快的心情，這樣身體的運作才會平衡、順暢。

食材 | 雞胸肉 150 公克　小番茄 10 顆　紅蘿蔔 100 公克　小黃瓜 100 公克
　　　　洋蔥 50 公克　香菜 1 根　醬油少許　烏醋少許
藥材 | 陳皮 15 公克　山楂 15 公克

---

1. 小番茄切成小塊，紅蘿蔔、小黃瓜、洋蔥切成細絲，香菜切段，備用。

2. 將雞胸肉放置盤中，陳皮和山楂鋪在雞胸肉上，將盤子放入電鍋中。

3. 在外鍋中加 1 杯水，將雞胸肉蒸熟放涼，撕成雞絲備用。

4. 將盤中的雞汁倒入碗中，加入醬油、烏醋調味。

5. 將蔬菜絲、雞胸肉絲和醬汁混合均勻。

6. 撒上香菜後，即可食用。

食療重點

陳皮

可健脾化痰，富含維生素 B、C，可促進腸胃消化液的分泌，促進食慾。

山楂

富含維生素 C，能代謝血脂、幫助開胃消脂，有收縮子宮的作用，故孕婦要少吃或禁食。

溫 馨 叮 嚀

• 真的吃不下飯和麵，可以加點地瓜或馬鈴薯，這樣就是一餐了。

• 電鍋跳起後，可以用筷子將雞胸肉撥開，看是否已完全熟透，如果仍有血色，可以再悶一下，或是加水繼續蒸煮。

• 青菜可以換成自己喜歡的蔬菜，筊白筍、花椰菜都很適合。

• 醬汁可以依個人喜好調整比例，敢吃辣的人可以加點辣椒，喜歡吃酸的人也可以加點檸檬汁，會更開胃。

桂枝蛤蜊通鼻湯

⊘ 2-4 人份　⏱ 30 分鐘　◈ 白天喝 1-2 碗

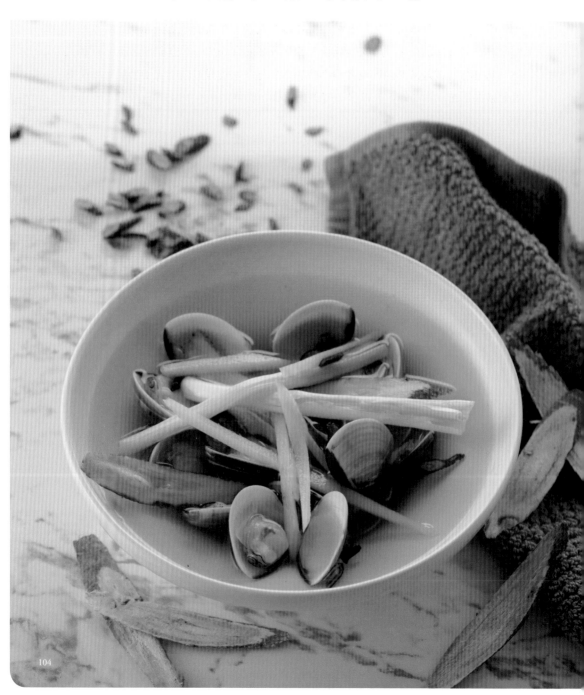

根據統計，台灣大約每三個人就有一個有鼻子過敏的問題，小學生更是有接近一半的人起床或是變天的時候，就會開始打噴嚏、流鼻水，鼻子過敏的原因很多，有些人是因為過敏原，例如：塵蟎、灰塵、或是花粉，而引起鼻子不舒服，只要遠離過敏原通常症狀就會減少很多，有些人則是找不到明顯的過敏原，而是因為環境溼度、溫差變化太大，引起鼻子的不舒服，以中醫的角度，氣虛的人對於環境比較劇烈的變化，身體調適的能力比較弱，肺主皮毛開竅於鼻，就會表現到鼻子上來，除此之外，常常感冒或是感冒後期身體沒有恢復得很好，風寒留在體表沒有離開，一直對身體造成干擾，也很容易一吹到冷風就打噴嚏、流鼻水。

食材 | 蛤蜊 20 個　生薑 30 公克　蔥 2 根
藥材 | 黃耆 10 公克　桂枝 5 公克

1. 將蛤蜊放在鹽水中吐沙，生薑切絲，蔥切掉綠色部分、留下蔥白切段，黃耆、桂枝放入紗布袋中，備用。

2. 將中藥包、蔥白、生薑放入鍋中，加入 1000c.c. 水，以大火煮滾後，關小火繼續煮約 15 分鐘。

3. 將蛤蜊放入鍋中，煮約 5 分鐘，直到所有蛤蜊都打開，即可飲用。

食療重點

桂枝
可發汗通脈、推動人體的氣血，治療「鼻竅不通」的效果很好。

生薑
生薑含有「薑辣素」可促進血液循環，驅寒效果佳，能改善手腳冰冷的症狀，有效打通體內代謝的阻滯，是食療不可或缺的食材。

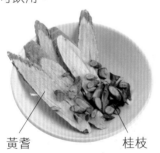

黃耆　　　　桂枝

溫馨叮嚀

• 這道湯適合因為鼻過敏引起的的鼻塞、打噴嚏、流鼻水，如果是感冒初期、或是因為感冒引起的鼻子症狀，可以將黃耆換成紫蘇葉。

• 鼻竇炎、黃鼻涕，不適合飲用這道湯。

小孩調體質，
一定要趕在六歲前？

有許多媽媽會問我：「幫小孩調體質是不是一定要在六歲以前完成？」我覺得並不用這麼急迫，從中醫的角度來看，小兒的生理特點是「臟腑嬌嫩、形氣未充，生機蓬勃、發育迅速」，意思就是小孩子在生長發育的過程中，無論是型態結構或是各種生理功能，都在迅速地往成熟的方向前進。但是在五臟六腑發育完善之前，他們的生理功能是不完備的，也就是說比大人更容易生病，所以父母都會很緊張，覺得小孩子怎麼動不動就感冒，其實這算是成長必經的過程，只要注意小孩子的活動力，不要看起來懶洋洋、病懨懨的，不太想動的樣子，都不會有太大問題，通常幾天後就會恢復了。

另外，小兒的病理特點是「發病容易、傳變迅速，臟器清靈、易於康復」，因為小孩子稚陰稚陽，也就是說五臟六腑發育得還不夠完善，功能也都還沒有磨合得很上軌道，所以會很容易生病。一旦生病了變化會非常快，早上覺得發燒、喉嚨痛，可能下午就會開始流鼻水，晚上就開始咳嗽。而小孩子的身體受到飲食、內傷或是外感六淫（風、火、暑、溼、燥、寒六種邪氣）的傷害比較少，所以自癒能力自然也大人好很多，生病後恢復的速度就會比較快。

臨床上觀察，只要小孩感冒生病有好好處理，一般對體質不會有太多影響，通常會影響體質的都是飲食、生活習慣，晚睡，吃飯不規律、挑食，喜歡吃餅乾、甜食，喜歡喝冷飲等不良的飲食習慣，這些會讓體質改變，進而致使身體產生很多疾病。所以與其急著帶小孩來調理體質，不如先檢視一下孩子的飲食、生活習慣，是否有改善的空間，一旦這些壞習慣都改進了，小孩的臟器清靈，身體很快就會恢復平衡狀態了。

(TIPS) 小孩真的很怕吃中藥，怎麼辦？

很多人不敢吃中藥，我也同意不要隨便吃藥，不管中藥或是西藥都一樣，但是真的不舒服了，除了吃藥之外，我們還能怎麼做呢？建議大家可以參考我的第一本書《日日湯療》，裡面寫了很多對症的湯品，針對不同的症狀可以喝不同的藥膳湯，在每日三餐中就可以隨時讓孩子補充到身體需要的能量。舉例來說，有感冒前兆、肩頸痠痛、微微發燒、有點喉嚨癢、流鼻水，屬於風寒感冒的話，就可以喝紫蘇蛤蜊袪寒湯，材料很簡單，只要將紫蘇葉、桂枝跟生薑片放到湯裡去煮，再加點蛤蜊，就是一道又能緩解感冒症狀又好喝的湯了。

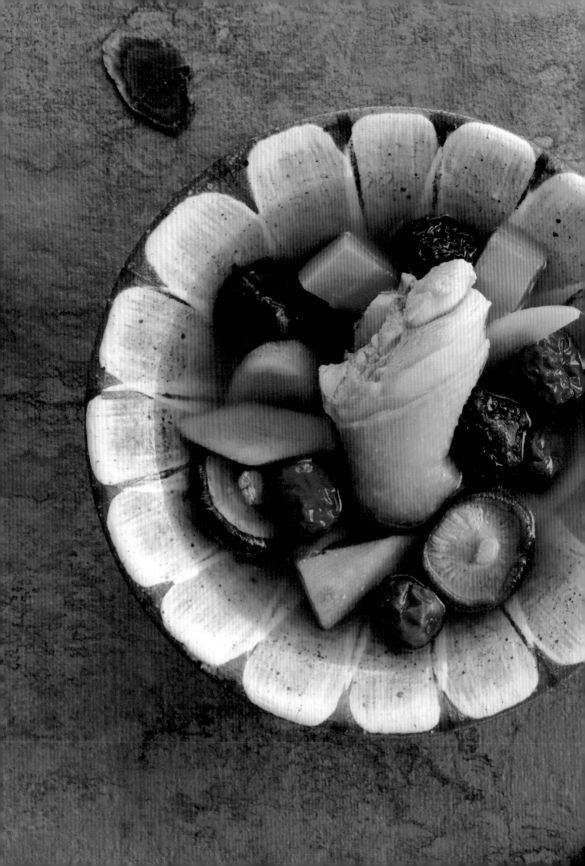

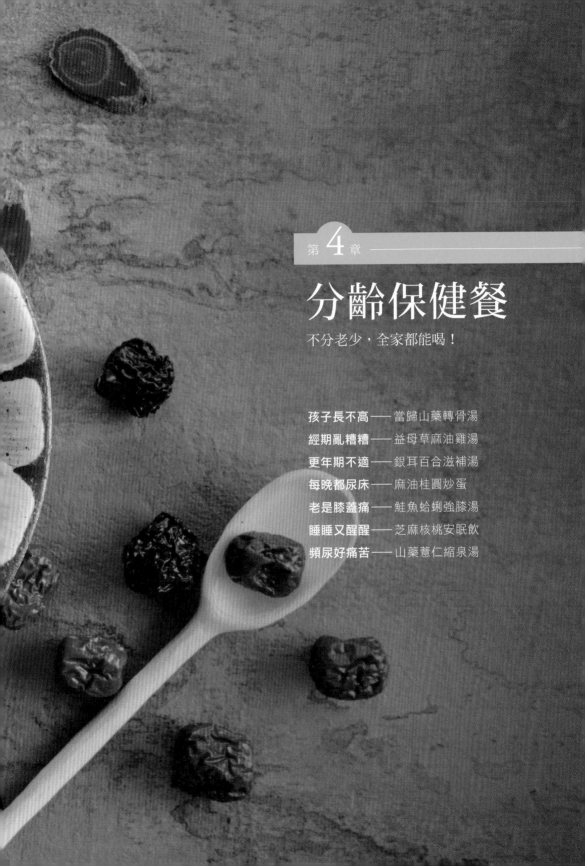

第 **4** 章

分齡保健餐

不分老少，全家都能喝！

孩子長不高——當歸山藥轉骨湯

經期亂糟糟——益母草麻油雞湯

更年期不適——銀耳百合滋補湯

每晚都尿床——麻油桂圓炒蛋

老是膝蓋痛——鮭魚蛤蜊強膝湯

睡睡又醒醒——芝麻核桃安眠飲

頻尿好痛苦——山藥薏仁縮泉湯

隨時與自己的身體對話，
找回健康的理想狀態

常常有病人問我，這個東西男生能不能吃，女生能不能
吃，小孩幾歲可以吃，或是老人家能不能吃，如果不能
吃，吃了會不會怎樣，我想大家會有這些疑慮是很正常
的，因為長期以來大家對於中醫藥、藥膳食療，有太多
的似是而非、或是積非成是的觀念，加上現在資訊發達，
如果不用一些比較聳動的字眼、誇大綜藝的說法，是無
法吸引大家的目光，也因此造就了更多的迷思。

四物湯是「補血」藥方，男性也可以喝

詢問度第一名的迷思大概非這題莫屬，就是「男生能不
能喝四物湯，喝了會不會怎樣？」這個問題問得很好，
剛好可以用來說明大部分的迷思，當大家有這類困惑的
時候，可以照著接下來的解題方式來一一破解。

首先，先弄清楚你要吃的東西，它的功用到底是什麼，
四物湯是做什麼用的？大部分的人都會回答它是女生用
來調整月經、治療經痛、讓月經順暢的，錯！四物湯是
中醫傳統用來「補血」的基本方，所以基本功能以補血
為主，如果去調整組成的比例或是加減其他藥材，就可
以演變出很多其他的作用，了解之後，接下來就要問問
自己，到底有沒有需要這樣的作用。

以四物湯為例，當身體有血虛、貧血症狀，出現臉色萎黃、嘴唇白、心悸、頭暈等症狀時，當然需要補血的東西，那就可以喝四物湯了，如果沒有貧血，也沒有什麼不舒服的症狀，那當然就不需要喝。

那麼男性到底能不能喝四物湯呢？男性體內也流著血液，生病、出血或勞累過度時，也有可能血虛。只要有血虛，一樣可以補血，或許你會覺得四物湯是專屬女性的藥方，堂堂一個男子漢怎麼可以喝這種東西，那麼我要告訴大家一件令人驚訝的事實，大家應該都有吃過藥燉排骨或是一些補湯，十全大補湯是進補時很常用的一帖藥，它由十味藥組成，其中的「四味藥」就是四物湯的成分，也就是說各位男性在喝十全大補湯時，同時就喝進很多四物湯了，應該沒有變成嬌滴滴的吧？

所以不管男性或女性，只要當你的身體需要補血時，都可以喝四物湯，關於這些迷思，總結歸納的答案就是身體有需要就可以吃，身體不需要的，就算是千年難得一見的珍品，吃了也沒用，關鍵在於體質需求。至於身體有沒有需要，大家要養成觀察自己身體的習慣，注意身體的變化，才知道身體哪裡出現問題，如果還是靠食療依然無法緩解，建議尋求醫生協助，才不會耽誤了病情。

當歸山藥轉骨湯

👤 2-4 人份　🕐 30 分鐘　🕑 早上或中午喝 1-2 碗

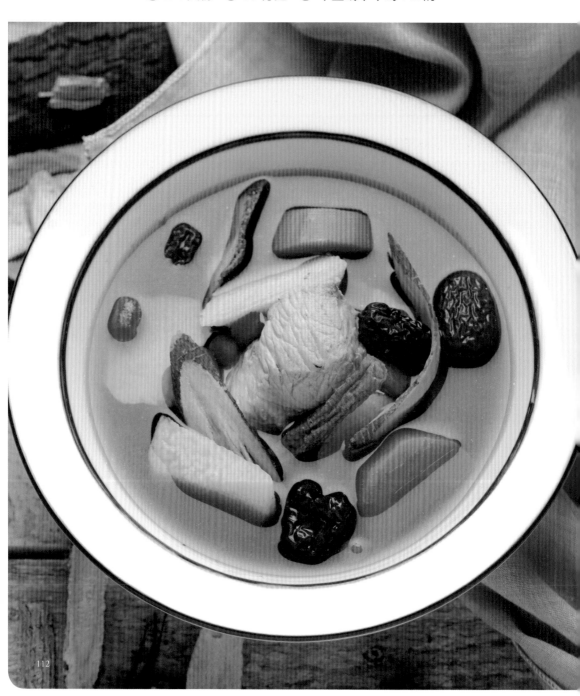

身高是基因決定的，在精子與卵子相遇的那一刻，就決定了你的身高範圍。想要在這個範圍內表現到最好，有幾個重要因素，第一個是一定要早睡，晚上睡覺時分泌的生長激素是白天醒著的 5-7 倍，古人說「一暝大一寸」不是沒有道理的。正常來說，青春期前後的小孩，建議十點前就要入睡。第二個是飲食要均衡、定時定量，不要吃甜食，血糖升高會抑制生長激素的分泌，也不要吃冰的，中醫認為寒主收引，會導致氣血不通，阻礙生長。第三個要多做運動，尤其是跳躍的動作，可以刺激腳底腎經的湧泉穴，顧名思義就是可以讓腎氣有如泉湧一樣，達到增精益髓、強筋壯骨的效果，最後就是要多曬太陽，促進鈣質的吸收，身體才有足夠的養分來發育。

食材	排骨 200 公克　山藥 200 公克　紅蘿蔔 100 公克　生薑 30 公克
藥材	九層塔根 50 公克　熟地 10 公克　炒白芍 10 公克　當歸 5 公克
	杜仲 10 公克　黃耆 10 公克　肉桂 5 公克　黨參 10 公克　白朮 10 公克
	炙甘草 10 公克　川七 10 公克　枸杞 10 公克　紅棗 5 顆　黑棗 5 顆

1. 排骨汆燙，生薑切片，山藥、紅蘿蔔洗淨後削皮、切塊，備用。
2. 將中藥材、薑片放入鍋中，加入 2000c.c. 水，以大火煮滾，關小火後繼續煮約 20 分鐘。
3. 將中藥材撈出。
4. 將排骨、山藥、紅蘿蔔放入鍋中，煮約 10 分鐘，直到紅蘿蔔軟化好入口。
5. 加鹽調味後，即可食用。

食療重點

九層塔根
有行氣的作用，含有豐富的維生素 A、C 和礦物質，可幫助身體發育成長，對於產後調理也很有幫助。

杜仲
性溫、味甘，有強筋骨的作用，可促進腦細胞活化、預防老化失智。

溫馨叮嚀

• 素食者可將排骨換成黃豆、黑豆或是毛豆仁，再加點玉米會更好吃。
• 你也可以直接到中藥行買一份十全大補湯藥材，再加上九層塔根即可。
• 男生建議 14 歲左右，女生 12 歲左右，或是青春期已經開始了再喝。
• 感冒初期不要喝，以免閉門留寇，延緩感冒痊癒的時間。
• 煎煮藥材的時間，可以依個人喜好調整，喜歡濃一點的口味，可以煮久一點，枸杞、紅棗、黑棗、薑片可以留在鍋中，與食材一起煮。
• 不吃料，只喝湯也可以。

益母草麻油雞湯

⚲ 2-4 人份　　🕐 50 分鐘　　🚫 任何時間都可以食用

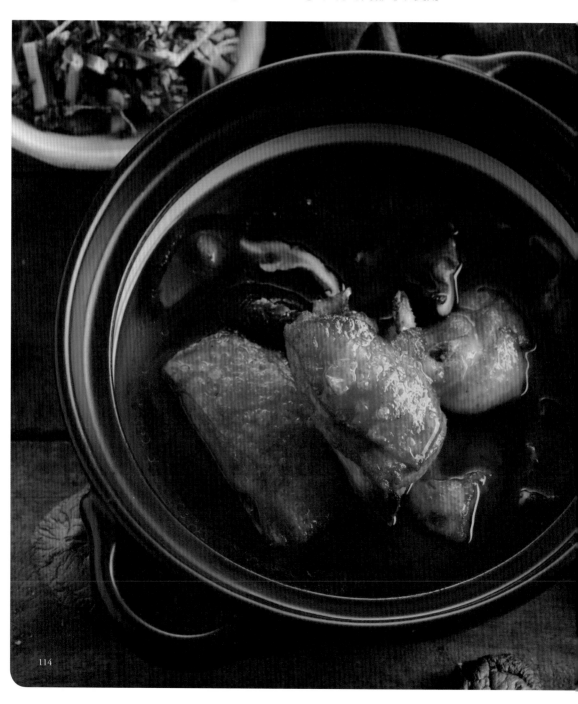

一般來說女性初經大約在 14 歲左右，通常前兩年因為卵巢、子宮的發育還沒有很完全，所以月經可能會比較不穩定。有很多門診病人是為了調經而來，但幾年下來我發現有很多人都快更年期了，還不知道月經週期怎麼算。月經週期的算法是從月經來的第一天，算到下次來的第一天，中間間隔的「天數」，一般來說大約是 28 天，比較重要的是週期要固定，有些人週期比較長，固定都 35 天來一次，也沒有關係，有固定就好，月份有大有小，如果日期都是同一天，那就代表間隔的天數不是固定的，反而是月經週期不規律，要好好地調理身體。

食材｜雞肉 300 公克　香菇 30 公克　老薑 50 公克　麻油 100c.c.
藥材｜益母草 15 公克　女貞子 10 公克　香附 10 公克　炒白芍 10 公克

1. 老薑切片，香菇泡水後切塊，備用。

2. 將所有中藥材放入鍋中，加入約 2000c.c. 水，以大火煮滾後，關小火繼續煮約 20 分鐘。

3. 用另一個鍋子，將麻油與老薑爆炒，直到薑片的邊緣微焦。

4. 將雞肉與香菇放入鍋中拌炒，直到雞肉表面呈金黃色略熟。

5. 將煮好的中藥湯倒入鍋中，以小火煮約 20 分鐘，直到雞肉熟透入味。

6. 加鹽調味，即可食用。

食療重點

益母草
有「婦科良藥」之稱，性微寒，味苦辛。對修復子宮的作用很好，可改善月經不適、經痛等症狀。

香附
可改善肝氣鬱結的月經不適、小腹脹痛、痛經，調整經期不順等問題。

溫馨叮嚀

• 這道湯不只青春期調經可以喝，不管任何年紀，經痛、月經有血塊、手腳冰冷，或是因為體質虛寒引起子宮寒冷而不易受孕，都可以喝。

• 感冒初期不要喝，以免閉門留寇，延緩感冒痊癒的時間。

• 平常容易口乾舌燥、嘴巴破、長痘痘的人，把麻油換成苦茶油，老薑的量減半，爆炒的時間縮短，或是麻油跟苦茶油都不放，都可以讓燥熱減少。

• 素食者可以將雞肉換成任何蔬菜。

銀耳百合滋補湯

⊗ 2-4 人份　🕐 30 分鐘　🚫 任何時間都可以食用

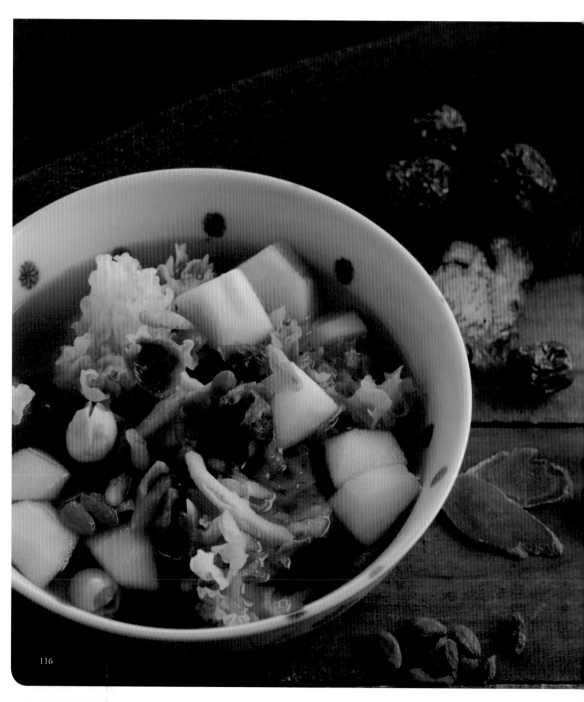

《黃帝內經》中說：「七七任脈虛，太沖脈衰少，天癸竭，地道不通，故形壞而無子也。」女生的身體每七年會有一個大的變化，到了四十九歲的時候，因為腎水枯竭，就會進入更年期而停經，這一段時間身體的水、火失去平衡，水逐漸減少，火相對過旺，而引起口乾舌燥、潮熱盜汗、心悸失眠、煩躁便秘等更年期症狀。有些人停經的過程很順利，完全沒有任何更年期的症狀，有些人則是每一種症狀都有，而且持續好幾年、甚至好幾十年，關鍵就在於身體的陰陽平衡狀態。如果身體的陰分平常就很充足，到了更年期的時候還足夠平衡相對過多的陽氣，那就比較不會有明顯的更年期症狀，如果平常就喜歡熬夜、晚睡、又不喝水，身體的陰分本來就處於不足的狀態，到了更年期的時候症狀就會很明顯，好好調養身體，就能減少更年期症狀的發生。

食材	銀耳 20 公克　蘋果 1 顆
藥材	枸杞 15 公克　桂圓肉 15 公克　麥門冬 15 公克　百合 15 公克
	蓮子 15 公克

1. 銀耳、枸杞、麥門冬、百合、蓮子泡水，蘋果切塊，備用。

2. 將所有材料放入鍋中，加水 1500c.c.，以大火煮滾後，關小火繼續煮約 20 分鐘，直到所有材料熟透，即可食用。

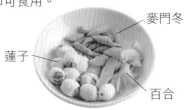

麥門冬
蓮子
百合

食療重點

銀耳
富含維生素 D，能防止水分流失，還有豐富膠質，具有養顏美容的功效，是營養價值很高的美容聖品。

麥門冬
具有養陰潤肺的功效，要特別留意呼吸道疾病發炎者、腸胃虛寒者不宜食用。

溫馨叮嚀

• 這道湯除了適合更年期女性之外，平常火氣比較大、需要幫身體補水保水、或是想要皮膚變好的人，都可以食用。

• 百合跟蓮子以買鮮品為主，非產季的時候，再用乾貨。

• 煮這道湯時不要加糖，用水果天然的甜味比較健康，如果味道不夠甜，可以自行選用其他水果，桑椹對更年期婦女也很不錯，如果適逢產季可以試試看。

麻油桂圓炒蛋

♟ 1-2 人份　　🕐 10 分鐘　　🚫 任何時間都可以食用

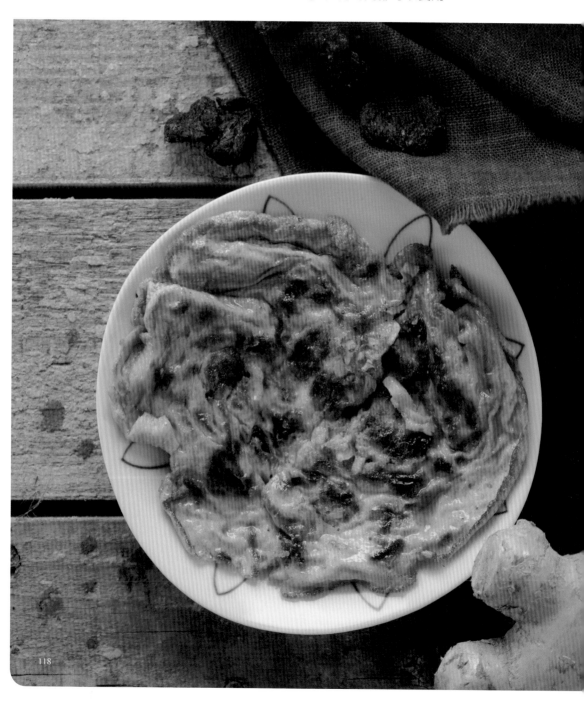

尿床的原因大概可以分為兩大類，一類是身體比較偏虛，尤其是脾胃虛寒的更是佔大部分，這些小朋友都是從小吃東西就不規律，又喜歡吃甜食、喝冷飲、吃冰，導致脾胃虛寒。另一類是偏心理性的，印象最深刻的是有一對父母帶一位十一歲的小男生來看診，一進到診間就跟我說，他都要念小六了，可是一個禮拜還要尿床二至三次，父母說睡前都會叫他去上廁所，但是他一旦睡著了，就會叫不起來，只好抱著他去廁所尿尿，再抱他回床上繼續睡覺，聽到這裡我突然恍然大悟，原來就是睡得太過安逸，所以才會不自覺就尿在床上。後來我請家長在小孩子入睡之前，除了要叫他自己去上廁所之外，還要不斷提醒他，想尿尿要起來尿，不要尿在床上，隔個禮拜回診時，很高興地跟我說，這個禮拜只尿床了一次，再下禮拜回診時就再也沒有尿床了。

食材｜蛋 1 顆　麻油 20c.c　.老薑 20 公克
藥材｜桂圓肉 30 公克

1. 薑切細末，桂圓肉切粗丁，備用。
2. 將麻油放到鍋中與薑爆炒，直到薑的邊緣微焦。
3. 放入桂圓肉拌炒，直到桂圓肉軟化。
4. 將蛋打入鍋中與其他材料混合，蛋熟即可食用。

食療重點

桂圓肉

可滋補氣血、富含磷、鉀，有補腎、長智慧的功效，對於小孩自主神經系統的發展很有幫助，對於經常夜尿或是注意力不容易集中的孩童是很好的食物選擇。

脾虛的孩子可以多吃一些溫熱的東西，老薑能溫暖脾胃、提高末梢血液循環。

溫馨叮嚀

• 體質燥熱者不適合食用。
• 這道料理不只可以用在小孩頻尿，對於風寒造成的久咳不癒，虛寒引起的腹瀉、經痛，也都有幫助。
• 老薑和桂圓肉的量可依口味喜好，酌量增減。

鮭魚蛤蜊強膝湯

👥 2-4 人份　🕐 30 分鐘　🚫 任何時間都可以食用

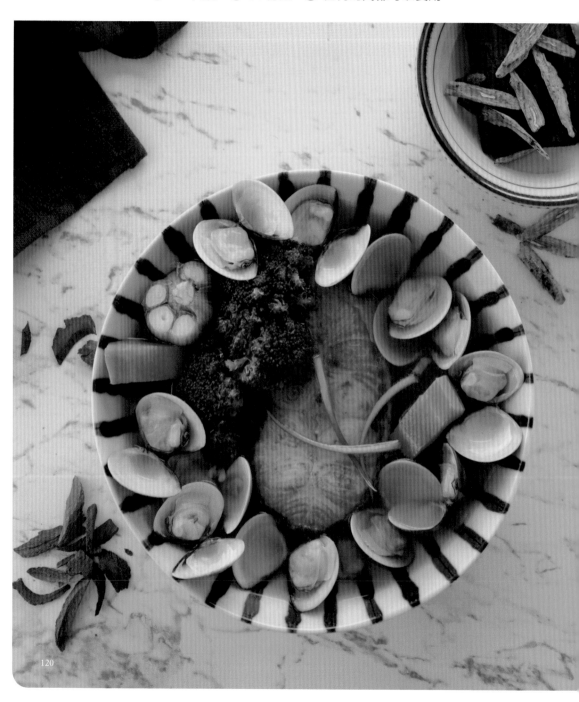

現代人要嘛就不運動，要嘛就一下子運動過量，導致筋骨提早退化，常常覺得筋骨痠痛或是膝蓋痛，尤其是膝蓋痛到影響活動，更是令人難受。中醫認為肝主筋、腎主骨，肝氣鬱結、肝氣不疏的人筋就會比較緊，腎虛的人就容易腰膝痠軟。另外，平時就要養成運動的習慣，運動要循序漸進，不要平時不運動，假日一下子做太激烈的運動，如果運動過程中覺得膝蓋不舒服，就應該要停下來，不要勉強，平常也要多強化膝蓋周圍的肌肉，像是大腿前側的四頭肌跟後側的二頭肌，像是蹲、跪這種讓膝蓋負重很重的動作，就要盡量避免長時間施作，現在很流行深蹲運動，如果沒有經過專業指導就亂做，是很傷膝蓋的。

> 食材｜鮭魚 250 公克　蛤蜊 20 個　紅蘿蔔 100 公克　綠花椰菜 100 公克
> 　　　蔥 2 根　生薑 5 片　蒜頭 5 個
> 藥材｜牛膝 10 公克　杜仲 15 公克　肉桂 5 公克

1. 鮭魚切塊，蛤蜊放到鹽水中吐沙，紅蘿蔔削皮、切塊，綠花椰菜切塊，蔥切段，蒜頭去膜，中藥材放入紗布袋中，備用。

2. 將中藥包放入鍋中，加水 1500c.c.，以大火煮滾後，關小火續煮 20 分鐘後取出中藥包。

3. 放入紅蘿蔔、綠花椰菜，煮約 10 分鐘。

4. 同時在另一個鍋子中，加入少許油與蒜頭、薑片爆炒，再將鮭魚塊表面煎熟。

5. 將鮭魚、蛤蜊、薑片、蒜頭，放到湯鍋中，煮約 5 分鐘，直到所有蛤蜊都打開、魚肉煮熟。

6. 放入蔥段，加鹽調味，即可食用。

食療重點

牛膝
牛膝其實是一種莧科植物的根，性平、味甘，具有消痛抗炎的作用，腰膝容易痠痛的人可以多吃，特別注意孕婦及月經過多者忌食。

肉桂
主功效是活血通經、解熱止痛，抑制細菌，可適時改善風濕性關節炎，傷口久不癒合的症狀，內含有桂皮油，能增加胃液分泌，有助於加強消化功能，消化不良者可食用。

溫馨叮嚀

• 中藥包在鍋中烹煮的時間，可依個人口味喜好增減，也可以一直把中藥包放在鍋中不取出。

• 鮭魚、生薑、蒜頭、蔥具有減少發炎的作用，如果關節炎疼痛較明顯，可以增加這些食材的分量。

芝麻核桃安眠飲

⊗ 1-2 人份　⊙ 10 分鐘　◌ 睡前 1 個小時 1 杯

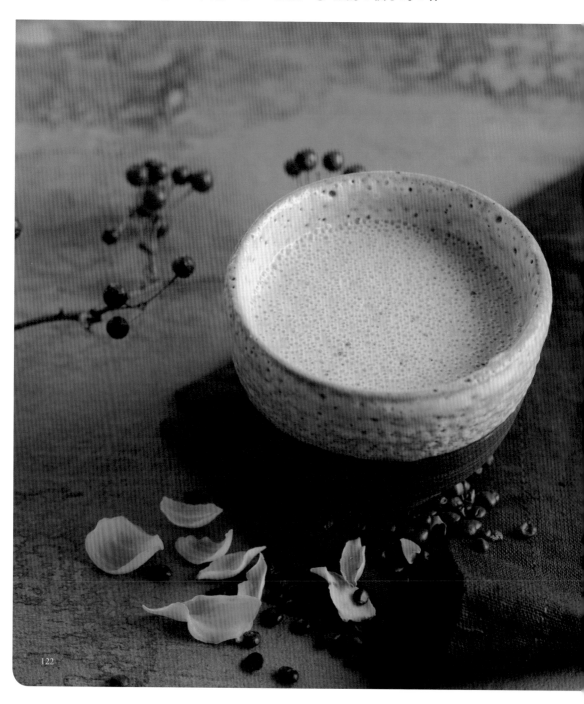

中醫認為「陽入於陰謂之寐」，陽氣完全入到陰分裡面，人才能夠入眠，因此陰陽平衡是影響睡眠的關鍵因素。睡眠週期由四個階段構成，第一階段不算是真正的睡眠，而是介於清醒與睡眠之間的一個過渡期，第二階段屬於輕度睡眠，第三、四階段合稱為深度睡眠，淺睡時期的生理狀況比清醒的時候放鬆，但仍然很容易被叫醒，進入深度睡眠之後，人的呼吸、心跳、血壓、腦部血流量、以及身體的耗能都是一天裡面最低的時候，身體大部分的血液流至肌肉，因此肌肉能得到較多的養分，來進行生理修復功能，免疫系統也是在深度睡眠的時候最活躍。古人說：「日有所思，夜有所夢。」，白天緊繃的生活很容易讓睡眠變差，所以睡覺前不妨練習讓自己的腦袋關機，遠離白天的思緒與壓力，就能夠一夜好眠。

食材 | 核桃 15 公克　芝麻 15 公克　蜂蜜少許　牛奶 300c.c.
藥材 | 酸棗仁 10 公克　百合 15 公克　桂圓肉 10 公克

1. 酸棗仁、百合泡水，備用。

2. 將酸棗仁、百合、桂圓肉、核桃、芝麻、牛奶放到果汁機中打碎。

3. 加入蜂蜜調味，即可飲用。

食療重點

核桃、芝麻
這兩項食物都富含鎂離子，可讓情緒放鬆，安定睡眠，可將核桃換成任何喜歡的堅果類，具有同樣的效果。

酸棗仁
主功效為鎮靜、安眠、降血壓，中醫上常用來治療失眠問題，經常胃痛、或腸胃不好的人要少吃。

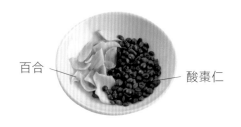

百合　　　　　　　　　酸棗仁

溫馨叮嚀

• 排便不順的人，可以再加一根香蕉，能讓排便更順暢。

• 睡前 1 個小時喝，以免臨睡前喝導致胃部不舒服，或是夜尿而影響睡眠。

山藥薏仁縮泉湯

⚲ 2-4 人份　🕐 30 分鐘　🜄 早上或中午喝 1-2 碗

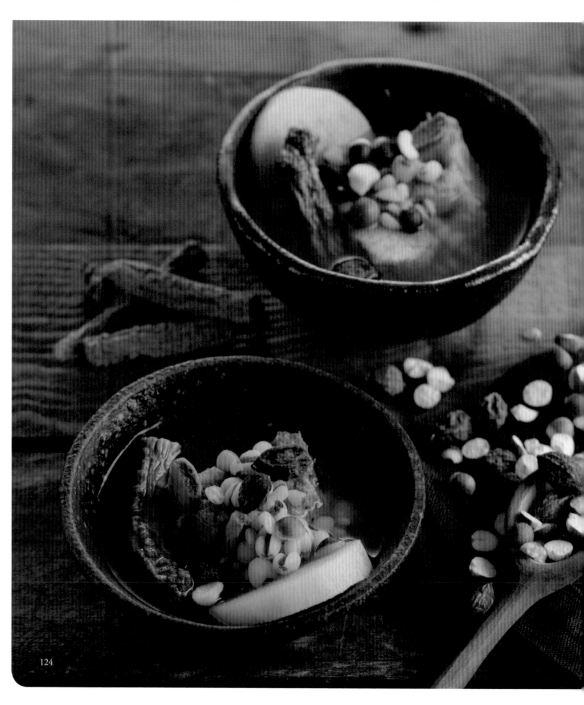

隨著年紀的增長，大部分的人都是被「膀胱」叫醒的，根據統計，六十五歲以上的老人，70% 有夜尿的症狀，八十歲以上的老人，一個晚上要起來三次以上的比例更是高達八成。夜尿雖然不是嚴重的疾病，但是對於老人的生活品質影響非常大，以中醫的角度來看，夜尿大部分是屬於虛症，晚上睡眠中斷影響睡眠品質，睡眠不足導致體力恢復不佳，身體變得更虛，變成惡性循環。除了夜尿問題加重之外，體力不好、免疫力也會跟著下降，而引發意外事件或是其他疾病，因此改善老人的夜尿問題不僅可以改善睡眠與生活品質，更能減少意外與疾病的發生。

食材	山藥 200 公克　排骨 200 公克　　薏仁 20 公克　　生薑 5 片
藥材	黨參 15 公克　　芡實 20 公克　　益智仁 15 公克

1. 山藥削皮、切塊，排骨汆燙，薏仁、芡實泡水，黨參、益智仁放入紗布袋中，備用。

2. 將所有材料放入鍋中，加水 1500c.c.，先以大火煮滾後，關小火繼續煮約 30 分鐘，直到所有材料軟化好入口。

3. 加鹽調味，即可食用。

食療重點

益智仁
主功效為固精澀尿、健脾益胃、可改善脾腎虛寒所引起的遺尿、小便頻繁症狀。

黨參
有補中益氣、養血安神的功效，另能提升心血管功能，用來入菜或煲湯食療能遠離「三高」的危害。

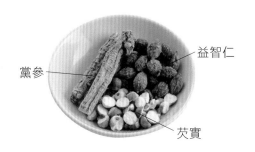

黨參

益智仁

芡實

溫馨叮嚀

• 薏仁、芡實可以提前泡水，縮短烹煮的時間。

• 這道料理除了可以緩解頻尿之外，也能緩解脾虛引起的腹瀉。

吃腦真的能補腦嗎？

常聽老一輩的人說：「吃腦補腦，吃腎補腎，吃什麼就能補什麼。」聽起來蠻像是開玩笑，但其實這是幾千年來老祖宗們所累積的生活經驗，流傳至今「以形補形、以臟補臟」的食療文化。用現代科學的觀點來看，似乎有點牽強附會。到底是古人愚昧，還是古今之間出了什麼錯呢？

我認為這是現代人不求甚解造成的誤會。很多人一聽到補，就聯想到薑母鴨、麻油雞這些燥熱的食物，對虛寒的人而言這些食物是補品，但是對體質燥熱的人來說，這些食物吃下肚可能會讓身體更不舒服，不但對身體沒有幫助，反而變成毒藥了。因此，所謂的「補」就是補充身體需要的東西，而不是別人吃什麼你也跟著吃什麼，在身體真的需要這些東西的前提下，用現代營養學來分析「以形補形、以臟補臟」的食療概念，其實是有道理可循的。

以形補形勿適得其反，吃最需要的食物才是健康基礎

舉例來說，核桃去殼後，外觀長得就像我們的大腦，它含有豐富的 omega-3 脂肪酸及鈣、鐵等微量元素，可以幫助保護腦神經，預防記憶力衰退，所以吃核桃可以補腦；豬血、鴨血這些血液製品，富含血鐵質，容易被人體吸收，不被食物中的草酸物質干擾，所以吃血可以補血；豬肝與血液製品一樣富含血鐵質，可以改善貧血的現象，除此之外還富含維生素 A，可以保護眼睛，維持正常視力，防止眼睛乾澀、疲勞。中醫認為肝藏血、肝開竅於目。

如果肝血充足，眼睛得到足夠的濡養，視力就可以維持得比較好，所以吃肝可以補肝。

以前資訊較不發達的時代，「以形補形」是一種很直覺的想法，有些的確可以達到補養的目的，但是內臟類的食物吃多了，還是會有膽固醇過高的疑慮。隨著時代進步，有許多食物或補充品都可以達到相同的目的，所以大家也不用拘泥於以形補形，了解這個概念就好，最基本的還是要了解自己身體的狀況，再結合現代的理論，給身體最需要的東西，以免造成身體負擔。

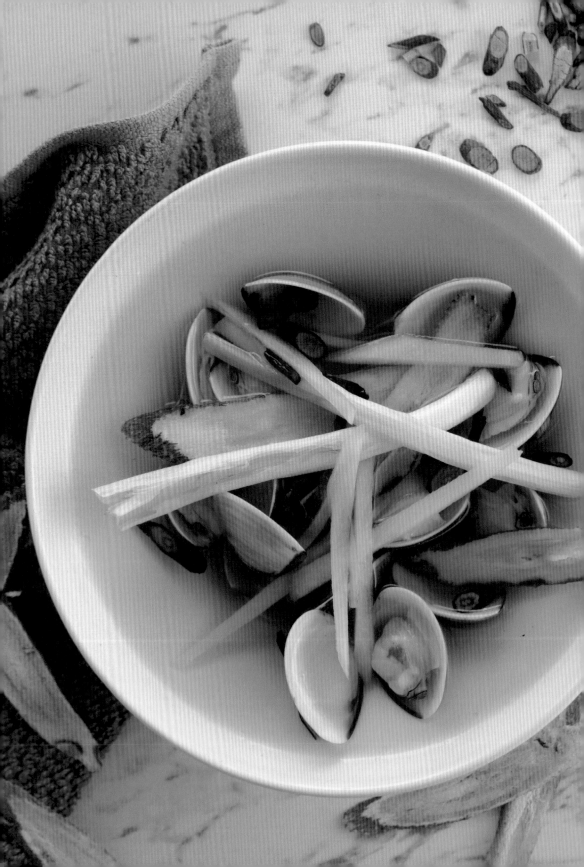

第 5 章

青春健美餐

愛美是永遠的課題，就從現在開始！

肚子凸又大 —— 柏子仁纖體飲

吃出一身油 —— 洛神決明子消脂茶

面有菜菜色 —— 當歸豬肝美肌湯

肌膚好缺水 —— 銀耳紅棗水嫩湯

白髮變黑髮 —— 黑豆蛤蜊養髮湯

體內濕氣重 —— 四神排濕湯

用食療平衡陰陽，
能延緩老化，擁有好氣色！

愛美是人的天性，人不管到了幾歲，都希望自己隨時都
能擁有最佳狀態，我常常說心美人就美，真正的美麗是
由內而外散發出來的氣質與魅力，美不應該有範本，但
是目前仍然脫離不了「白就是美、瘦就是美」的主流價
值，大家都想盡辦法希望自己的膚色可以變得白裡透
紅、水嫩光滑、潔淨無瑕，隨著年紀的增長，要將肌膚
維持在巔峰狀態，就會變得越來愈困難。

《黃帝內經》裡面就有提到，女生每七年、男生每八年
身體會有明顯的變化，以女生為例，七歲時長出濃密的
頭髮、開始換牙，十四歲時進入青春期，開始來月經，
二十一歲時脫離青春期，身心各方面都發育完成，從小
女孩變成小女人，二十八歲時身體處於最顛峰的狀態，
過了這個年紀，身體、外觀就會開始衰退，三十五歲
時臉開始變得蠟黃、暗沉、長斑，頭髮也開始掉落，
四十二歲時臉色變得蠟黃，頭髮也開始變白，四十九歲
時差不多就會停經了。

腎氣、腎水從無到有、由盛到衰，陰陽的平衡有一個自
然規律，身體的狀況也會隨著這個規律而有所變化，皮
膚的好壞跟陰陽平衡更是息息相關，就像烤土司一樣，

剛開始烤的時候，吐司的水分很充足，火也還沒有很大，所以吐司表面還沒有變乾，是最好吃的時候，就像女生二十八歲時各方面狀態達到巔峰，繼續烤下去，吐司開始冒煙，水分開始散失，吐司表面開始出現焦黃，就像女生三十五歲時肌膚狀態開始下滑，再繼續烤下去，整片吐司都烤焦了，就像女生四十二歲面皆焦。

由此可知，想要讓皮膚一直維持在極佳的巔峰狀態，水、火的平衡很重要，要幫身體補水、保水，減少熬夜、吃燥熱食物、甜食這些會損耗身體陰液的行為，自然就能夠延緩皮膚的老化。

本書針對女性最在意的問題設計六道食療帖，當你覺得今天吃得有點油膩導致腸胃不適時，不妨泡一杯洛神決明子消脂茶；想要擁有白裡透紅的肌膚，不妨煮一碗當歸豬肝美肌湯，若覺得自己的身體有點疲倦乏力、走路有點沉重，代表身體濕氣過多，本章介紹的料理，也能幫助排除體內水分，讓身心都能更美麗。

柏子仁纖體飲

⊗ 1-2 人份　🕐 20 分鐘　🚫 做完腹部運動後喝

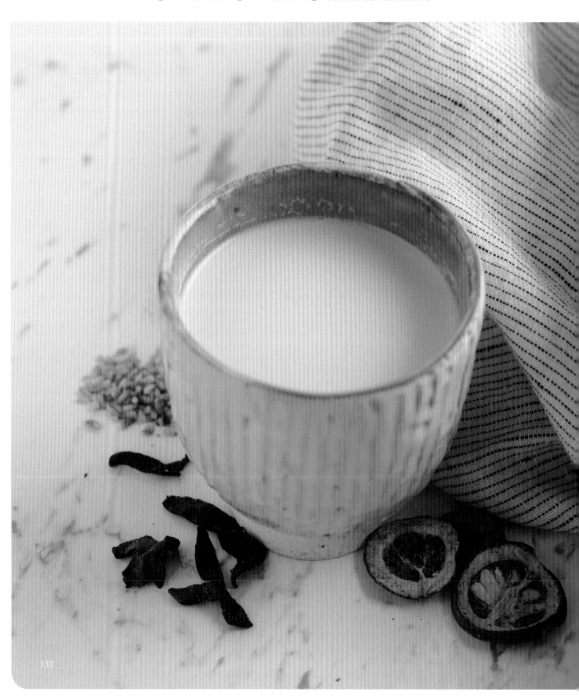

進行「腰瘦工程」之前，一定要先有一個觀念，就是沒有什麼方法可以「只」消除肚子的脂肪。增加代謝、消除脂肪都是全身性的，脂肪會堆積在哪邊，或是什麼地方的脂肪會消除的比較多一點，是因人而異。不要被那些包裝精美、冠冕堂皇的廣告詞給誤導了，肚子會變大的原因很多，最常見的因素不外乎吃太多、排便不順、脹氣等腸胃問題。運動量不夠導致肌肉鬆弛，或是肚子附近的皮下脂肪太多，想要讓肚子變小，就要針對上述的原因一一去解決，像是調整飲食或是做仰臥起坐等鍛鍊腹肌的運動，做完腹部運動後可以喝這道柏子仁纖體飲，這道飲品中加入了能潤腸通便的柏子仁，可促進腸道功能，對於消除凸肚的效果很好。

食材｜杏仁粉 10 公克　綠茶葉 5 公克　無糖豆漿 500c.c.　蜂蜜少許
藥材｜柏子仁 15 公克　陳皮 10 公克　枳實 10 公克

1. 將茶葉、柏子仁、陳皮、枳實放入紗布袋中。
2. 將豆漿、藥材包放入鍋中，以大火煮滾後，關小火煮約 20 分鐘。
3. 加入杏仁粉及蜂蜜調味，即可飲用。

食療重點

綠茶
綠茶內含的綠茶素有提升代謝的作用，也可以用日式抹茶粉取代綠茶葉。

枳實
能改善便秘、健胃又利尿，可調節胃腸平滑肌功能，內含之橙皮苷和柚皮蕘能保護血管。

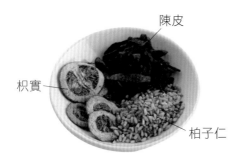

陳皮

枳實

柏子仁

溫 馨 叮 嚀
• 如果自己做豆漿的話，可以在製作過程中加入杏仁。
• 如果沒有便秘的困擾，可以減少柏子仁的量。

洛神決明子消脂茶

⊚ 1-2 人份　🕐 30 分鐘　🔖 飯後喝 1 杯

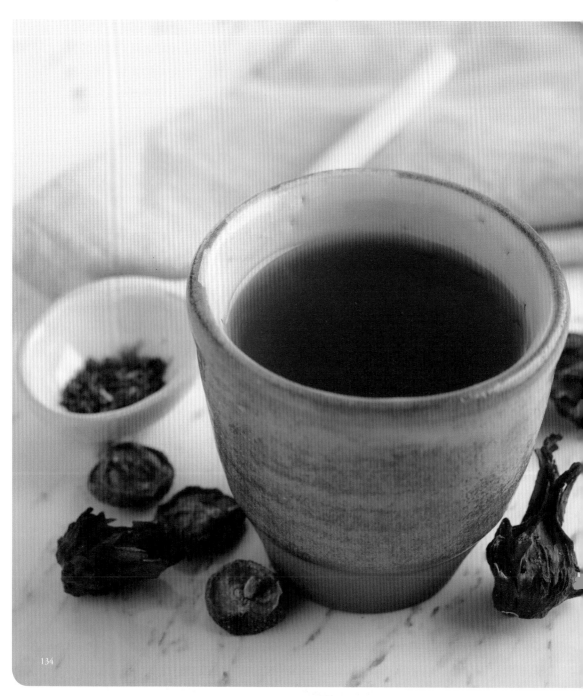

大部分易胖的人都屬於脾虛體質，平常除了飲食要規律，可以多吃些山藥、蓮藕、四神湯這一類的東西。成人烹調用油每日建議量大約 2-3 湯匙，但是以現代人的飲食習慣來看，每日攝取的油量遠超過於這個標準，想要遠離肥胖、心血管疾病、以及慢性病的威脅，應該從減少油脂的攝取開始。現在市面上的油品種類很多，每一種都有各自的優缺點，要依照烹調的方式來挑選油品，含有不飽和脂肪酸的油品雖然有益健康，但是它比較不穩定，經過高溫煎、煮、炒、炸，接觸氧氣或是暴露在紫外線之下，就很容易產生自由基，引發老化、甚至癌症，反而危害健康。這道飲品添加可以去油解膩的決明子與山楂，荷葉也有減脂的功效，很適合大魚大肉之後的解膩飲品，能為血管做大掃除，喝來味道很清香，可減輕身體的負擔。

食材｜洛神花 15 公克　烏梅 5 顆
藥材｜山楂 10 公克　決明子 10 公克　荷葉 10 公克

1. 將所有材料洗淨，放入紗布袋中。

2. 將紗布袋放入鍋中，加水 2000c.c.。

3. 以大火煮滾後，關小火繼續煮約 30 分鐘，即可飲用。

食療重點

決明子
決明子有分炒過的跟生的，炒決明子的味道比較香，對腸胃道的刺激性比較小，生決明子則是具有緩瀉的作用，排便不順的人可以生、炒決明子各半。

荷葉
荷葉有降血脂的作用，對於減脂有不錯的療效，荷葉的藥性屬寒性，女性月經期不宜飲用。

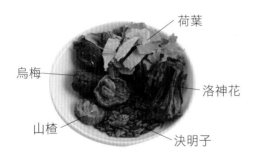

荷葉

烏梅

洛神花

山楂

決明子

• 不要空腹喝，尤其是胃不好的人，以免傷胃。

• 不要煮太濃，或是喝的時候加水稀釋，以免酸味傷害牙齒。

• 可以加點蜂蜜調味，但不建議加糖。

當歸豬肝美肌湯

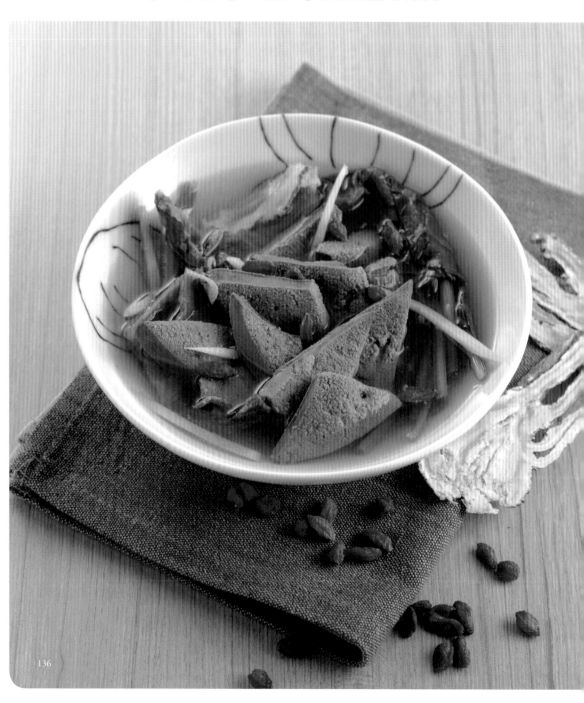

2-4 人份　　30 分鐘　　任何時間都可以食用

大家都希望自己的膚色越白越好，但我認為只有白是不夠的，能夠白裡透紅才是最健康的膚色。隨著年紀的增長、晚睡、睡眠不足、過食燥熱食物，體內的水分會越來越少，火氣相對太大。水火不平衡的狀態下，膚色就容易暗沉或長出斑點，飲食過於精緻會讓體內濕氣變重，濕氣多臉色也會容易黯淡無光、疤痕容易有色素沈澱。女性月經過後常呈現血虛的狀態，造成臉色萎黃、唇色蒼白，看起來就是氣色不好的樣子。如果想要白裡透紅，一定要有良好的生活習慣，不要晚睡熬夜，不要吃燒烤、辛辣、油炸等燥熱食物，也不要吃太多甜食或是精緻加工的食物。血虛的人可以多吃一些補血的食物，或是尋求醫療協助，才能夠白得很健康。

食材｜豬肝 300 公克　菠菜 1 把　蔥 3 根　生薑 15 公克　香油少許
　　　胡椒粉少許
藥材｜當歸 10 公克　玉竹 15 公克　枸杞 15 公克

---

1. 豬肝洗淨、切片、汆燙，菠菜、蔥切段，生薑切絲，當歸、玉竹放入紗布袋中，備用。

2. 將中藥包、枸杞放入鍋中，加入 1500c.c. 水，以大火煮滾後，關小火繼續煮約 15 分鐘。

3. 將菠菜放入鍋中，煮約 5 分鐘，直到菠菜軟化。

4. 將汆燙後的豬肝、薑絲放入鍋中，煮約 2-3 分鐘，將豬肝完全煮熟。

5. 加入蔥、香油、胡椒粉調味，即可食用。

食療重點

豬肝
富含鐵質，可預防貧血，是女性補血的最佳食物，使氣色紅潤。

當歸
主功效為調經止痛、潤燥滑腸的功用，內含的多醣體能促進紅血球的生成。

玉竹
性甘，微寒，主功效為養陰潤燥、生津止渴。與枸杞一起料理能幫助養顏美肌。

温 馨 叮 嚀

• 豬肝汆燙後，可用冷水稍微沖洗，這樣湯會比較清澈。
• 若買不到菠菜，可以用其他含鐵量高的蔬菜取代，如小白菜、茼蒿等。

銀耳紅棗水嫩湯

👤 2-4 人份　🕐 30 分鐘　🥄 早上或中午喝 1-2 碗

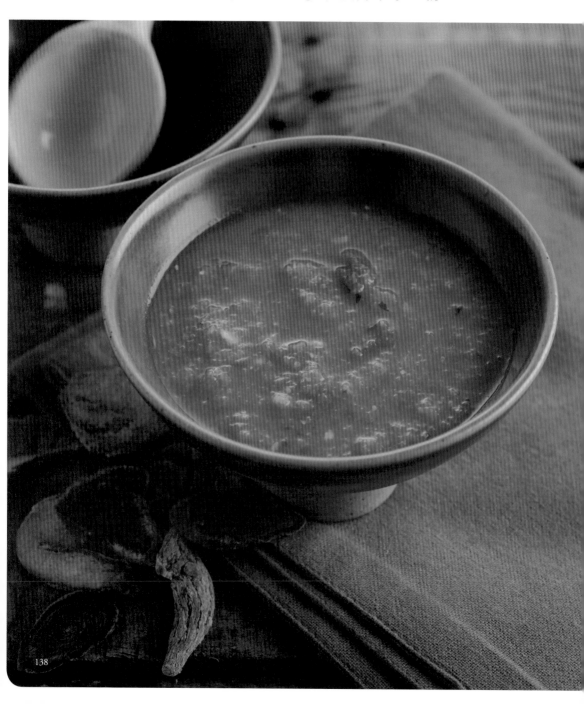

28 歲是女生肌膚的巔峰，過了這個年紀，肌膚真皮層的膠原蛋白與彈力蛋白開始流失，會使肌膚變得鬆弛沒有彈性，細紋開始變多，毛孔也變粗大，皮膚的支撐力下降，加上無法抗拒的地心引力，線條開始變得鬆垮呈現老態。除了年紀的因素，過度的紫外線照射，會讓皮膚的自由基增加，加速膠原蛋白的流失，平常有抽菸、喝酒的習慣，喜歡吃刺激性的食物，或是習慣熬夜晚睡的人，這些不好的習慣都會加速肌膚的老化。因此想要凍齡、逆齡、對抗地心引力，讓肌膚永遠停在 28 歲，就要遠離這些不良的習慣，除此之外，多吃富含膠質的食物，也能讓肌膚常保水嫩。

食材｜新鮮銀耳 200 公克　山藥 100 公克
藥材｜人參 10 公克　玉竹 10 公克　枸杞 15 公克　紅棗 5 顆　桂圓肉 20 公克

1. 木耳洗淨、切去蒂頭，山藥削皮、切塊，紅棗去籽，枸杞泡水，桂圓肉切成細丁，人參、玉竹放入紗布袋中，備用。

2. 將銀耳、山藥、中藥包、紅棗放入鍋中，加水約 1500c.c.，先以大火煮滾後，關小火繼續煮約 15 分鐘。

3. 中藥包撈出後，將整鍋倒進果汁機中打碎。

4. 再將打碎後的材料到回鍋中。

5. 加入枸杞、桂圓肉，繼續煮 15 分鐘，直到湯呈黏稠狀，即可食用。

食療重點

紅棗
中醫認為，紅棗可改善氣血不足引起的面容枯槁、肌膚晦暗等症狀，是最佳的養顏聖品。

人參
人參以高麗參補氣效果最佳，也可以使用花旗參或東洋參。

溫馨叮嚀

• 如果買不到新鮮銀耳，可以用乾燥銀耳約 20 公克，煮之前要先用水泡發。
• 想要甜味重一點，可以加入蘋果、鳳梨或是其他較甜的水果一起煮，但就是不要加糖。

黑豆蛤蜊養髮湯

◎ 2-4 人份　◐ 30 分鐘　◈ 早上或中午喝 1-2 碗

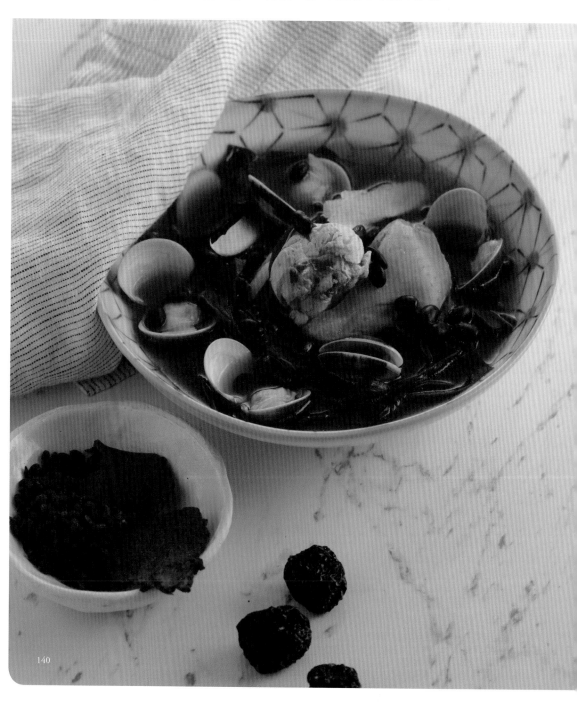

一頭烏黑亮麗的頭髮，讓人看起來就是年輕有活力，中醫認為「髮為血之餘」，頭髮的生長需要氣血的濡潤，氣血旺盛的話，頭髮生長就正常；氣血虛弱，無法上榮於頭部，頭髮就會變白或是掉髮。頭髮也與肝腎有關，腎藏精，其華在髮，肝藏血，肝腎不足的話精血就會不足，毛囊得不到足夠的營養，合成黑色素的能力會減弱，就會長出白髮。情緒壓力比較大、精神比較抑鬱、或是煩惱多的人，茶不思飯不想、晚上睡不好，也會容易長白頭髮。有些人從很小的時候就開始長白頭髮，這不一定是身體的問題造成的，大部分是跟遺傳有關，年紀增長引起的白髮，通常先從鬢角開始，再慢慢蔓延到頭頂，最後體毛、鼻毛、眉毛等也會漸漸變白。

食材｜黑豆 200 公克　雞肉 200 公克　海帶結 100 公克　蛤蜊 20 顆　生薑 5 片
藥材｜何首烏 20 公克　女貞子 15 公克　熟地黃 15 公克　枸杞 15 公克
　　　黑棗 5 顆

1. 黑豆、枸杞泡水，雞肉切塊，蛤蜊泡鹽水吐沙，何首烏、女貞子、熟地黃放入紗布袋中，備用。

2. 將中藥包、枸杞、黑棗、黑豆放入鍋中，加水 2000c.c.，以大火煮滾後關小火續煮 20 分鐘。

3. 放入雞肉及海帶結，煮約 20 分鐘，直到雞肉軟嫩好入口。

4. 放入蛤蜊及薑絲，煮約 5 分鐘，直到蛤蜊全部打開。加鹽調味，即可食用。

食療重點

何首烏
可養肝血、促進頭髮增生，富含卵磷脂，可以提供頭皮生長所需的營養，讓頭髮能更烏黑。

黑豆
當腎精不足時，容易出現白髮，黑豆有補充腎精的功效，可並強健髮質。

溫 馨 叮 嚀
• 素食者可將雞肉及蛤蜊換成紅蘿蔔及玉米，或是其他蔬菜。
• 有甲狀腺疾病的人，請先詢問主治醫師，能否食用海帶。

四神排濕湯

⊘ 2-4 人份　　🕐 40 分鐘　　◎ 任何時間都可以食用

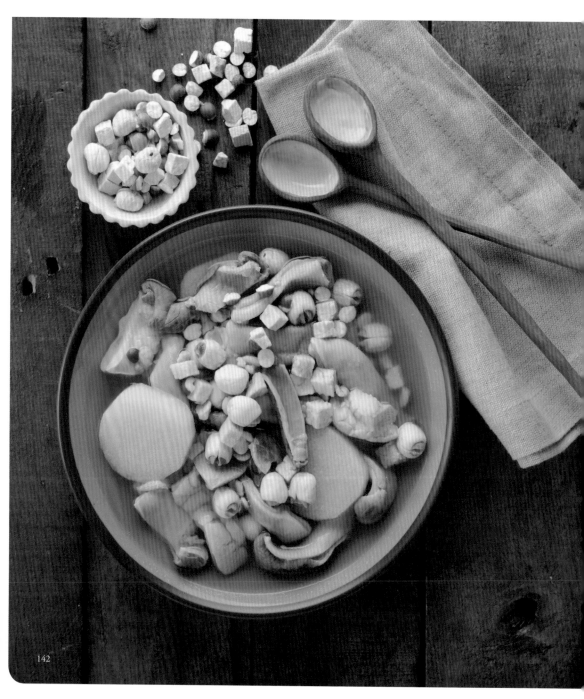

現代人常常飲食不規律，不定時不定量，或是勞累過度，再加上飲食過於精緻，喜歡吃甜食、含糖飲料，這些不良習慣都會導致體內的濕氣太多。以現代的語言來說，就是體內累積過多的廢物，像是血糖、膽固醇、血脂肪等，濕氣多最直接的影響就是容易水腫，除此之外，人會覺得疲倦乏力、走路有種沉重的感覺，女性的分泌物會比較多，容易感染。換季時會皮膚癢、手腳長汗泡疹，或是大便會變得比較軟，這些都是濕氣重的人常見的症狀。要有效遠離濕氣，要從良好的飲食習慣做起，飲食要均衡、定食定量，多吃原型食物，少吃加工食品，多做運動加速循環、提升身體的代謝，也可以讓體內濕氣排除得比較快。

> **食材**｜豬肚 300 公克　山藥 100 公克
> **藥材**｜芡實 30 公克　蓮子 30 公克　茯苓 30 公克

1. 山藥削皮、切塊，芡實、蓮子泡水，備用。

2. 將芡實、蓮子、茯苓放到鍋中，加水 1500c.c.，先以大火煮滾後，關小火繼續煮約 20 分鐘。

3. 將豬肚以清水、鹽巴反覆搓洗乾淨後，切成約 3 公分大小。

4. 將豬肚汆燙，再以冷水反覆沖洗。

5. 將豬肚放至另一個鍋中，加入水與少許米酒，煮約 10 分鐘。

6. 將豬肚撈至步驟 2 鍋中，加入山藥及少許米酒，煮約 10 分鐘，直到豬肚軟硬適中好入口。

7. 加鹽調味，即可食用。

食療重點

茯苓
主功效為利水滲濕，可幫助利尿，增加尿中鉀、鈉等電解質的排出，對於消除身體水腫有很大的幫助，另還有安神寧心、增強記憶力的功效，因功效廣泛而被譽為「四時神藥」。

芡實
功效眾多的的溫和補品，能滋養、抗衰防老，裨益脾胃，內含有維生素 A、C、B，可刺激皮膚細胞的生長，促進新陳代謝，對於女性美容很有幫助。

溫馨叮嚀

• 豬肚可以換成豬小腸、豬排骨、或是其他肉品。
• 可以加入薏仁，加強排濕氣的效果。
• 當歸及人參鬚可先用米酒泡過，氣味更佳。

坐月子一定要喝「米酒水」？

坐月子是東方人的特色，因為以前是農業社會，許多女性也要做很多粗重的工作，為了補充元氣，所以才有生完小孩要坐月子這個傳統；也有人羨慕外國人一生完小孩就喝冰水，馬上下床走路，完全不忌諱坐月子的習俗。雖然有這麼多的爭議及疑問，月子中心還是如雨後春筍般地一直開張，一家比一家豪華，這之間的衝突與迷思，大家繼續看下去就會明白了。

為什麼要坐月子呢？媽媽真的非常偉大，從受精卵著床懷孕的那一刻開始，身體大部分的氣血就會開始聚集到子宮養胎，讓胎兒可以得到最多的營養，等到生產時，聚集在子宮的氣血就會隨著胎兒排出母體外，這時候母體會變成極度空虛的狀態，不管自然產或是剖腹產都一樣，對於媽媽來說都是個大傷。因此在產後才要好好地休息調養，吃一些溫補、燥熱的藥材或是食物，在一個月內將身體空虛的地方填補起來，這就是坐月子的概念。

因為基因的關係，西方人的體質本來就比較壯實，再加上飲食、生活習慣也有很大的不同，所以就算生產是個大傷、氣血隨胎兒洩出，但身體裡還是有足夠的氣血，可以讓媽媽的身體維持正常運作，所以西方人產後就算沒有坐月子，對於身體健康也不會有太大的影響。

米酒水非必要，注意保暖最重要

至於坐月子期間是否要像古時候有那麼多的禁忌，我倒覺得有很多可以改變的地方。最多人受不了的大概就是不能洗澡、洗頭這件事了，以前的人家裡並沒有浴室，要洗澡可能要到河邊或是屋外，洗完之後頭髮、身體都還是濕的，還得走一段路才能回到房間，這段時間很容易受到風寒的侵襲。但是現在家家戶戶都有浴室、有熱水，只要洗完熱水澡之後在浴室把身體擦乾、把頭髮吹乾，就不會有太大的問題，不然一個月不洗頭不洗澡，應該會讓人難以忍受。

在夏天生產的產婦也常有一個困擾，就是到底能不能吹冷氣？炎熱的夏天，不吹冷氣實在受不了。其實利用冷氣來降低室內溫度，將室內溫度維持在25度上下都是很舒服的。只要不要時常進出溫差大的環境，不要吹到電風扇或是冷氣的風，就不會有大礙。有人說喝水會水腫，只能喝米酒水，這就有點牽拖了，會水腫通常都是自己的問題，只要是煮滾過的水都是可以喝的，而且喝米酒水會有一個風險，如果酒精沒有完全揮發乾淨，有可能經由乳汁進到嬰兒的身體裡面，可是會傷害嬰兒的腦部發育喔！

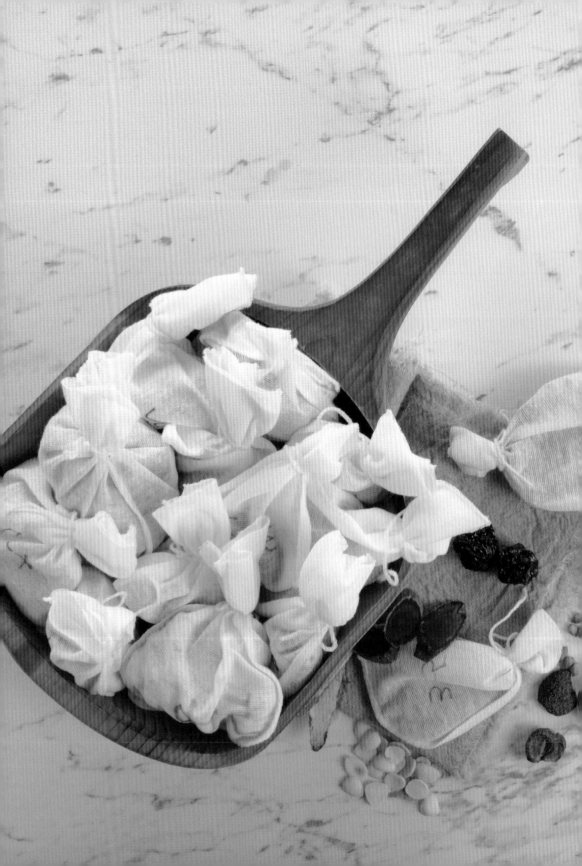

一帖見效餐

從頭到腳都是病，現代人到底怎麼了？

雙眼好緊繃——穀精子護眼蒸蛋

熬夜真肝苦——五味子鮮蚵豆腐

皮膚紅又癢——冬瓜薏仁舒敏湯

還我一身香——魚腥草清香湯

解酒不求人——扁豆葛花醒酒湯

戒菸好痛苦——薄荷葉斷癮果汁

耳朵別再鳴——石菖蒲鮮蚵安靜湯

喉嚨癢又乾——百合水梨潤喉湯

情緒憂鬱、容易暴躁，
疏通「肝氣」就能改善

當生活越來越現代化，人類的壽命越來越長時，某一類
的疾病變得越來越多，這些疾病統稱為「文明病」，例
如高血壓、糖尿病、肥胖、心血管疾病、骨質疏鬆、以
及癌症等。這些常見的文明病，可分為四大類，第一大
類屬於代謝方面的問題，常見的有肥胖、高血壓、高血
脂、高血糖，引起這些疾病最大的元兇是精緻化的飲食，
例如白麵包、白飯等，精緻的食物會讓身體的血糖快速
上升，當然更不用說含糖飲料或食物，這時候身體就會
分泌胰島素，讓血糖快速下降，這些多餘的血糖就會轉
變成肝醣或是脂肪，儲存在身體裡造成肥胖。這一類代
謝的疾病，以中醫角度來看，都是脾臟出了問題，不良
的飲食習慣導致脾虛，造成代謝功能出現問題。

第二類是壓力症候群，現代人的壓力越來越大，個性比
較壓抑、不懂得釋放情緒的人，很容易覺得胸悶、心悸、
吸不飽氣、焦慮、脾氣暴躁、甚至頭痛、噁心等症狀，
有些人以為睡個覺就好了，但是在這樣的情緒壓力之
下，睡也睡得不安穩，睡起來可能覺得更累。以中醫的
角度來看，這一類的疾病跟肝氣鬱結比較有關係，只要
適度放鬆心情、疏通肝氣，就可以減少心理問題造成生
理上的傷害。

第三大類是筋骨方面的問題，最常見的就是腰痠背痛，
現代人上班用電腦，下班滑手機，長期姿勢不良，再加
上缺少運動，肌肉鬆弛無力，嚴重一點還會造成脊椎的
問題，如果壓迫到神經，引起手、腳的痠、麻、腫、脹，
甚至還會影響到正常的行走。

第四大類是惡性腫瘤，根據衛福部統計，每年有將近十
萬名新增癌症病患，也就是說每五分鐘左右就會新增一
名癌症患者，其中大腸癌分居男、女性癌症的第一、二
位，男生癌症的發生率是女性的 1.3 倍，死亡率是 1.8 倍，
可能男生比較不愛做檢查，男性大腸癌的篩檢率比女生
低，癌症聽起來很可怕，但是如果能夠早期發現，及早
治療，治癒率是非常高的，癌症形成的原因很多，但推
測還是跟現代人的飲食、生活習慣有關，是最可怕文明
病之一。

吸煙及過量飲酒已成為國人紓解壓力的管道，想要戒除
煙癮不是件簡單的事，因此本書特別收錄能幫助戒除煙
癮以及解酒的食療，不過為了家人的健康以及自己的晚
年生活，還是盡早把煙癮和酒癮戒除，才是上策。

穀精子護眼蒸蛋

◎ 2-4 人份　🕐 30 分鐘　◇ 任何時間都可以食用

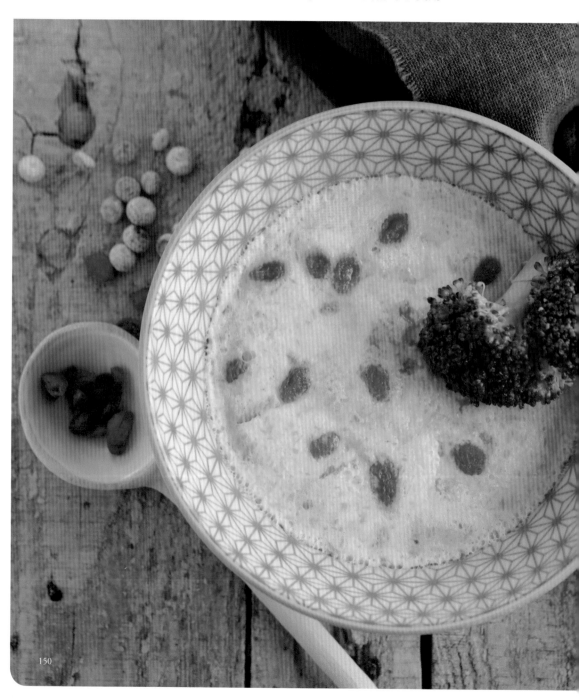

現代人的生活脫離不了 3C 產品，上班用電腦，下班滑手機，晚上還要追劇，就算到了睡覺前的一分鐘，眼睛還無法從電視螢幕離開。長時間近距離看東西，眼睛會變得很容易疲勞，引起乾澀、流眼淚、近視加深，老花眼也會提早來報到，要減少眼睛的傷害，最重要的是一定要養成良好的用眼習慣。每用眼五十分鐘，要讓眼睛休息至少十分鐘，看看遠處、閉眼休息、熱敷眼睛或是按摩眼睛周圍穴位，都可以讓眼睛放鬆、減少疲勞。這道入口即化的營養蒸蛋，添加了能明目降肝火的穀精子，還有俗稱「護眼聖品」的枸杞，加上能延緩眼睛老化的南瓜及紅蘿蔔，大人小孩都可以食用，是一道家家必備的家常菜。除此之外，保持眼睛濕潤是預防眼睛疲勞的好方法，不要因為太過於專注而忘記眨眼了。

食材｜南瓜 150 公克　紅蘿蔔 150 公克　綠花椰菜 150 公克　雞蛋 3 顆
藥材｜枸杞 20 公克　穀精子 20 公克

1. 紅蘿蔔削皮、切塊，南瓜、綠花椰菜切塊，雞蛋打散，穀精子放入紗布袋中，備用。

2. 將枸杞、中藥包放入鍋中，加水 300c.c.，先以大火煮滾，關小火繼續煮約 15 分鐘。

3. 將中藥包撈起，中藥湯放涼，備用。

4. 將南瓜、紅蘿蔔放入電鍋中，蒸煮約 10 分鐘。

5. 將蒸熟的南瓜去皮，與紅蘿蔔一起壓成碎泥狀。

6. 加入蛋液、中藥水、枸杞、少許鹽巴、胡椒粉，攪拌均勻。

7. 放入綠花椰菜後，外鍋加入一杯水，放入電鍋中蒸至開關跳起，即可食用。

食療重點

穀精子
主功效為疏散風熱、明目降肝火，對於消除眼睛疲勞、乾澀及眼球血絲，幫助放鬆雙眼疲勞很有幫助。

南瓜
富含磷質及維生素 A，能增強眼睛細胞的活力，是延緩眼睛衰老的特效食材。

溫馨叮嚀

• 素食者或是不吃蛋的人，可以把這道料理煮成濃湯。

• 綠花椰菜可以切小塊一點，比較容易熟，也比較好入口。

五味子鮮蚵豆腐

👤 2-4 人份　🕐 30 分鐘　🍴 午餐或晚餐配飯吃

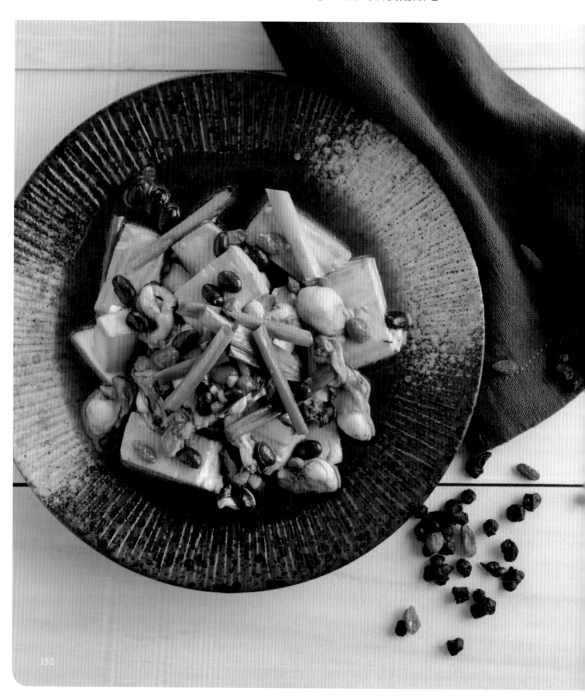

我們常常會用爆肝來形容熬夜或是長時間的勞累，這說法並不完全正確，肝功能變差的原因很多，缺乏睡眠只是其中之一。因為肝臟在睡眠的時候，才能夠得到完全的休息，恢復正常機能，如果睡眠時間不夠，肝臟長時間持續工作，一旦超過負荷，肝臟機能就會下降，如果不加以改善，就有可能引起傷害，造成肝臟病變。以中醫的角度來看，肝跟脾是相剋的，熬夜或勞累過度，會先傷害到脾臟，脾臟虛損後，消化、代謝的功能會受到影響。除此之外，脾臟虛損、肝臟失去制約，肝臟就容易出現問題，就像這個社會沒有警察，壞人就會趁機作亂一樣。因此針對長期勞累過度的人，建議還是要多休息，在肝臟出亂子之前，把欠身體的睡眠債趕快還一還。

食材 | 鮮蚵 200 公克　嫩豆腐 1 盒　豆豉 15 公克　蔥 3 根　蒜頭 3 顆
藥材 | 五味子 15 公　枸杞 15 公克

---

1. 鮮蚵洗淨、汆燙、泡冷水，嫩豆腐切塊，蔥切細段，蒜頭切末，五味子放入紗布袋中備用。

2. 將中藥包、枸杞放入鍋中，加入約 300c.c. 水，先以大火煮滾後，關小火繼續煮約 20 分鐘。

3. 同時另起一個油鍋，將一半蔥段、蒜末、豆豉放入鍋中炒香。

4. 加入少許醬油或蠔油，繼續炒出味道。

5. 加入步驟 2 煮好的中藥水與枸杞。

6. 加入嫩豆腐，適度翻動直到豆腐均勻上色，蓋上鍋蓋燜煮約 3 分鐘。

7. 加入鮮蚵以及另一半蔥段，蓋上鍋蓋再燜煮 3 分鐘，即可食用。

食療重點

五味子
《神農本草經》裡提到「五味子主益氣，補不足，強陰，益精。」近年來被視為護肝聖品，對於氣血耗損都可以有效強身補氣，對五臟發揮益氣作用。

鮮蚵
含有不飽和脂肪酸，優質蛋白質，能加強免疫力系統的功能、有助護肝，高血壓者可適量食用。

溫馨叮嚀

- 豆豉如果太鹹，煮之前可以先泡水，降低甜味。
- 鮮蚵清洗時可以在水中加鹽巴及米酒，或是加些白蘿蔔泥，可以較輕易洗去黏液，汆燙時只要大約 30 秒就好，以免鮮蚵縮小。

冬瓜薏仁舒敏湯

ⓐ 2-4 人份　　🕙 30 分鐘　　🚫 任何時間都可以食用

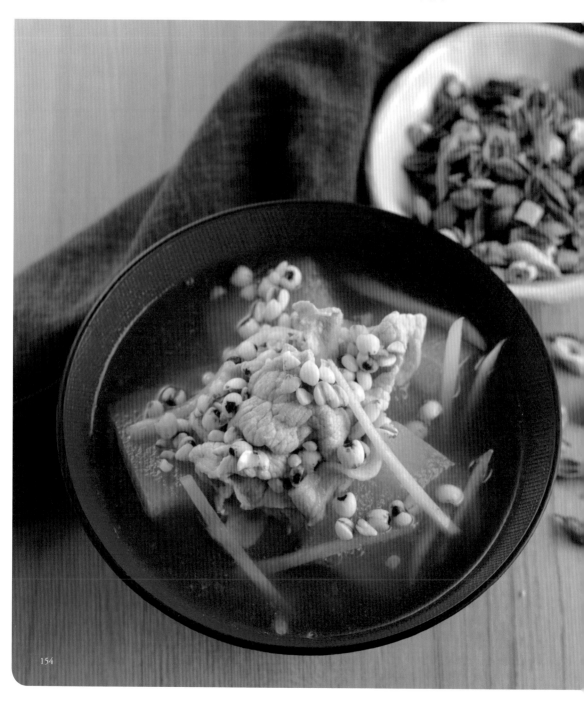

反覆發作的皮膚癢很令人困擾，形成的原因很多，有可能是體質的因素，也有可能是外在因素所引起的，癢是身體反應出來的一種症狀，不是疾病，有癢的感覺，我們才會想辦法去排除內在或外在因素，以免對身體造成更嚴重的傷害。只要能找到原因，大部分的癢是可以痊癒的。有些人會問說，皮膚癢是不是因為肝不好，這個問題有點複雜，如同前面所說，引起皮膚癢的原因非常多，有些慢性病，例如：淋巴癌、糖尿病、甲狀腺疾病、貧血等，都可能會引起皮膚搔癢的症狀，不一定是肝的問題。本篇食療加入了能改善皮膚搔癢的地膚子及白鮮皮，對於各種皮膚搔癢引起的不適都能舒緩，但是如果症狀沒有改善，建議還是要詢問醫師，做進一步檢查。

食材 | 冬瓜 300 公克　薏仁 50 公克　瘦肉 50 公克　生薑 15 公克
藥材 | 地膚子 10 公克　連翹 10 公克　白鮮皮 15 公克

1. 冬瓜削皮、切塊，瘦肉、生薑切絲，薏仁泡水，地膚子、連翹、白鮮皮放入紗布袋中，備用。

2. 將中藥包放入鍋中，加水 1500c.c.，先以大火煮滾後，關小火繼續煮約 20 分鐘。

3. 同時另起油鍋，把一半薑絲跟瘦肉拌炒出香味。

4. 把中藥水倒入鍋中，加入薏仁，煮約 20 分鐘。

5. 放入冬瓜及另一半薑絲，繼續煮約 10 分鐘，直到所有食材軟化好入口。

6. 加鹽調味，即可食用。

食療重點

地膚子

性寒，味辛、苦，主功效為清熱利濕，祛風止癢，可以抑制過敏、改善皮膚搔癢、濕疹等問題。

白鮮皮

有清熱止癢的功效，常用於改善皮膚濕疹搔癢；味苦性寒，與地膚子一同入菜，治療皮膚濕癢的療效很好

 溫 馨 叮 嚀

• 這道料理不要太晚喝，以免利尿影響睡眠。

• 這道料理除了皮膚癢的人可以喝之外，因火氣大長痘痘、紅疹的人也可以喝。

魚腥草清香湯

ⓐ 2-4 人份　　🕒 30 分鐘　　◇ 早上或中午喝 1-2 碗

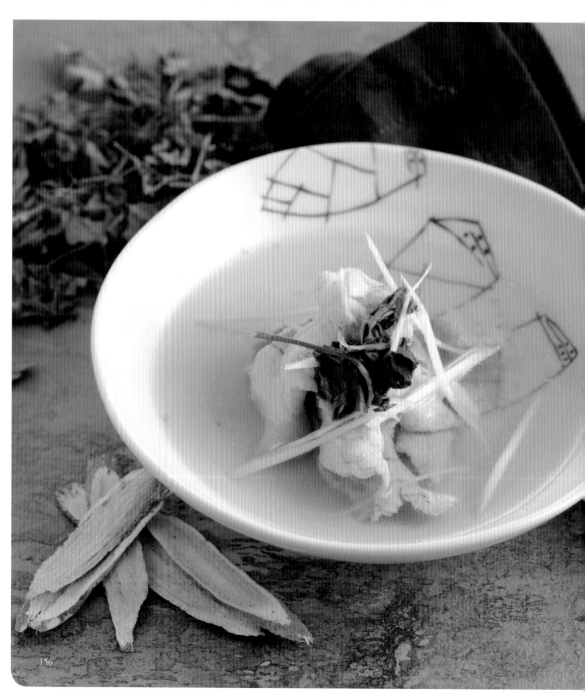

汗如雨下的大熱天，最怕身體發出異味而影響到社交，尤其是狐臭跟腳臭，真的很令人尷尬。人體的汗腺可以分成大汗腺與小汗腺，大汗腺主要分布於腋下跟鼠蹊部，會分泌脂肪酸，小汗腺則分布在身體的各處，主要是分泌汗液來調節體溫。這些分泌物被皮膚表面的細菌分解之後，就會產生異味，容不容易流汗與體質狀況有關，如果本來流汗量正常，天氣也沒有太熱，情緒也沒有特別緊張，突然變的很容易流汗，那就要注意是不是甲狀腺出了問題。從中醫的觀點者，白天流汗太多，通常跟身體虛、體內濕熱、或是情緒引起的肝氣過旺有關。夜間盜汗通常跟陰虛火旺有關，不管任何原因引起的多汗，除了要注重清潔、勤換衣服之外，針對體質加以改善，症狀都可以得到緩解。

食材｜瘦肉 150 公克　生薑 15 公克
藥材｜魚腥草 30 公克　黃耆 15 公克　枸杞 10 公克

1. 瘦肉、生薑切絲，魚腥草洗淨、去硬梗，黃耆放入紗布袋中，備用。

2. 將中藥包、枸杞放入鍋中，加水 1500c.c.，先以大火煮滾，關小火繼續煮約 20 分鐘。

3. 將魚腥草、瘦肉、薑絲放入鍋中，繼續煮約 10 分鐘。

4. 加鹽調味，即可食用。

食療重點

魚腥草
主功效為清熱、消炎、抗病毒，是天然又安全的抗生素，因有解毒功效，對於急性支氣管炎、咳嗽、痰多黃稠者也可以改善。

黃耆
中醫認為排汗失調、體臭者多與氣虛有關，黃耆具有補氣的作用，無汗能發、有汗能止，可有效改善狐臭、流汗腐臭味等問題。

• 魚腥草可以先到市場找新鮮的更佳，若沒有再到中藥行買乾貨。
• 這道料理除了針對體味、汗臭之外，感冒後期咳嗽、痰偏黃的人也可以喝。

扁豆葛花醒酒湯

Ⓜ **2-4 人份**　🕑 **30 分鐘**　🚳 **飲酒後喝 2-3 碗**

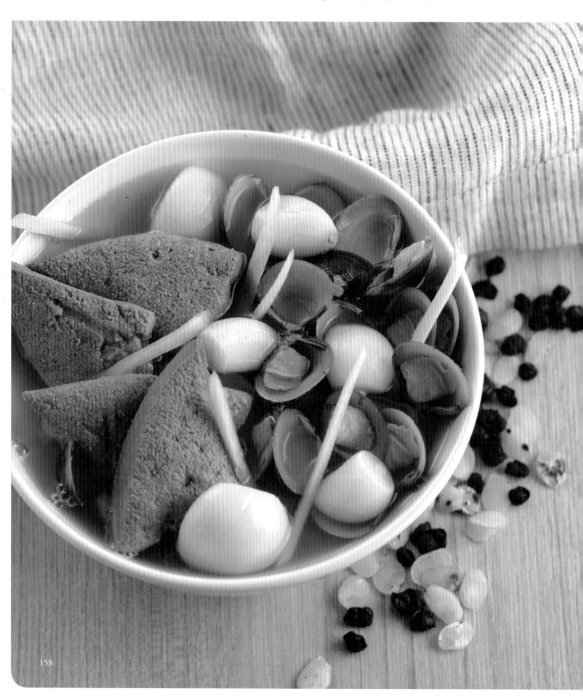

酒精對人體的作用是先興奮、後抑制，如果一次飲用大量的酒精類飲料，嚴重的話會導致呼吸、心跳抑制而死亡。酒精在空腹時吸收特別快，進到體內之後，會被肝臟中的乙醇脫氫酶轉變成乙醛，喝酒之後產生的乙醛，會讓人產生臉紅發熱、噁心嘔吐、頭暈昏迷等喝醉酒的現象，因此想要解酒或是解宿醉，就要增強肝臟酵素系統的作用，讓乙醇及乙醛盡快被代謝成乙酸，排出體外。本篇設計的食療添加了一味解酒藥材「葛花」，葛花能減少酒在腸胃裡的吸收，加速酒精在肝臟裡分解代謝的速度，有效改善宿醉。不過想要解酒，還是不要飲酒過量才是最好的方法。

食材｜豬肝 200 公克　蜆 300 公克　生薑 20 公克　蒜頭 15 顆
藥材｜葛花 15 公克　五味子 10 公克　白扁豆 20 公克

---

1. 豬肝洗淨、切片、汆燙，蜆放於水中吐沙，生薑切絲，蒜頭去膜，葛花、五味子、白扁豆放入紗布袋中，備用。

2. 將中藥包放到鍋中，加入 1500c.c. 水，先以大火煮滾，關小火後繼續煮約 20 分鐘。

3. 放入蜆、蒜頭，煮 5 分鐘。

4. 放入豬肝、薑絲，煮約 3 分鐘，直到豬肝熟透。

5. 加入鹽巴調味，即可食用。

食療重點

白扁豆
主治脾胃虛弱、食欲不振，能有效解酒毒。白扁豆可以到乾貨店買炒過的，如果買不到再到中藥行買藥用的。

蜆
蜆具有清肝熱、解毒、讓肝臟代謝變快的功效。蜆肉含有多種胺基酸，可以讓肝臟細胞恢復健康。

溫馨叮嚀

• 豬肝汆燙後，可用冷水沖洗，湯會比較清澈。

• 這道湯對於平常工作勞累、容易疲倦，想要護肝、提振精神的人也會有幫助，煮的時候可以不用放葛花。

薄荷葉斷癮果汁

👤 1-2 人份　🕯 30 分鐘　🚫 任何時間都可以飲用

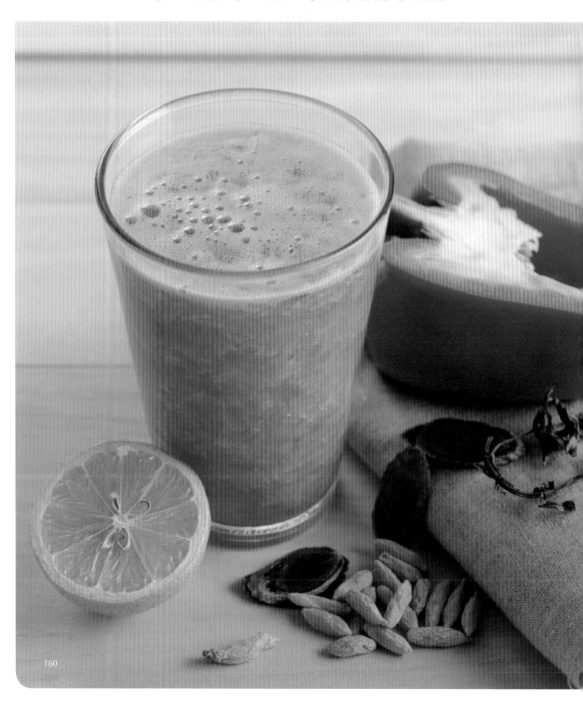

抽菸的壞處很多，香菸的主要成癮成分尼古丁，具有興奮中樞神經、提神的作用，會讓血壓上升、心跳提高以及末梢血管收縮，長期下來會引發心血管方面的疾病。這些物質也會傷害皮膚，加速肌膚老化，增加細紋，孕婦抽菸會讓胎兒有體重過輕、流產、早產的風險，男性抽菸有可能會影響到精子的活動度及性功能，因此戒菸是減少菸害的唯一方法。但是有煙癮的人在戒菸的時候最難受的就是戒斷現象，有煙癮者在停止抽菸之後，血壓和心跳會降低，因此會出現疲倦無力、情緒低落、煩躁不安等現象，也有可能會有失眠、頭暈、口乾舌燥、食慾增加、便秘，本篇飲品所添加的薄荷葉具有消除煩燥的功效，另外戒煙時期會容易疲勞想睡，人參及麥門冬能幫助補充元氣，來幫助戒菸者度過這個難受的時期。

食材｜黃色甜椒半顆　紅色甜椒半顆　鳳梨 1/4 顆　楊桃半顆　金桔 4 顆
　　　檸檬半顆　蜂蜜少許
藥材｜麥門冬 10 公克　人參 5 公克　薄荷葉 3 片

---

1. 紅、黃甜椒洗淨、去籽、切片，楊桃、鳳梨切片，金桔剖半、榨汁，檸檬榨汁，麥門冬、人參放入紗布袋中，備用。

2. 將中藥包放入鍋中，加 500c.c. 水，以大火煮滾後，關小火繼續煮約 20 分鐘。

3. 撈出中藥包，將中藥水放涼，備用。

4. 將所有蔬果、薄荷葉放入果汁機中，加入放涼後的中藥水，打勻。

5. 加入金桔汁、檸檬汁。

6. 加入蜂蜜調味，即可飲用。

食療重點

人參

人參可選用任一種參種，戒菸期間容易疲倦的人，可以用高麗參，常常喉嚨癢、想咳嗽的人，可以用花旗參。

薄荷葉

性涼味辛，主功效為發汗解熱、殺菌消毒、化濁辟穢，還能舒緩煩燥易怒的情形，緩解壓力，讓心情變輕鬆。

溫馨叮嚀

• 選用的蔬果富含多種維生素，現打現喝。
• 中藥水量可依個人喜好的濃稠度，酌量使用。
• 可依時令以及個人喜好，添加其他水果。
• 感冒初期不要喝。

石菖蒲鮮蚵安靜湯

2-4 人份 　 30 分鐘 　 任何時間都可以食用

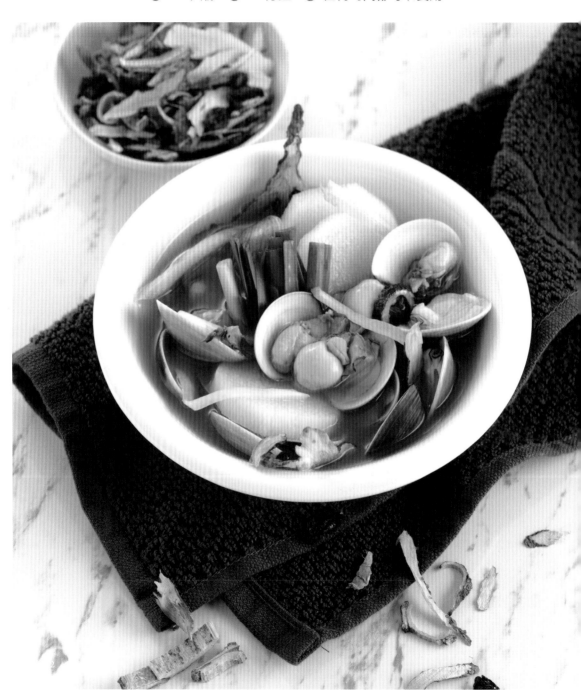

耳鳴是一種主觀的聽覺感覺，形成的原因還不明，一般認為跟聽覺通道某一個地方的神經訊號異常有關，許多疾病也會造成耳鳴，例如心血管疾病、貧血、甲狀腺疾病等，有時候也跟生活習慣有關，像是長期處於高噪音的環境下，或是戴耳機聽音樂的音量過大、或是時間過長，也都會造成耳鳴。中醫看耳鳴大概可以分為幾大類，第一類是晚睡、日夜顛倒、更年期引起的腎虛、虛火，耳鳴的聲音會屬於高頻音，嘰嘰叫的聲音。如果是壓力大、吃燥熱食物引起的火氣、肝火，耳鳴的聲音會是轟轟叫的低頻音。如果是勞累過度、飲食不規律導致氣虛，耳朵則是會出現悶塞感。

食材｜山藥 200 公克　韭菜 100 公克　蛤蜊 15 顆　鮮蚵 100 公克　生薑 20 公克
藥材｜石菖蒲 20 公克　山茱萸 10 公克　合歡皮 15 公克

1. 山藥削皮、切塊，韭菜切段，蛤蜊放到鹽水中充分吐沙，鮮蚵洗淨、汆燙，生薑切絲，石菖蒲、山茱萸、合歡皮放入紗布袋中，備用。

2. 將中藥包放入鍋中，加水 1500c.c.，先以大火煮滾，關小火後繼續煮 15 分鐘。

3. 將山藥、韭菜放入鍋中，煮 10 分鐘。

4. 將蛤蜊、鮮蚵、薑絲放入鍋中，煮約 3 分鐘，直到所有蛤蜊都打開。

5. 加鹽調味，即可食用。

食療重點

石菖蒲
《名醫別錄》中提到有「聰耳明目、益心智」之功效，能有益聰耳、治健忘、性微溫，味辛，主功效有理氣、活血、改善心胸煩悶、健忘等症狀。

山茱萸
性溫不燥，有補腎益精之效，可改善頭暈目眩，常用於肝腎不足、耳鳴腰痠、小便頻數及虛汗不止等症狀。

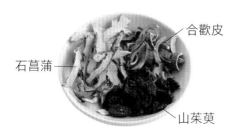

合歡皮
石菖蒲
山茱萸

溫馨叮嚀
• 這道湯除了針對耳鳴之外，平時常熬夜、體力消耗過度，容易疲倦、腰痠、男性功能、記性不好等，屬於腎虛引起的不舒服，也都可以試試看。

百合水梨潤喉湯

👥 2-4 人份　🕐 30 分鐘　🚫 喉嚨不舒服時，一天可飲用 1 ～ 2 次

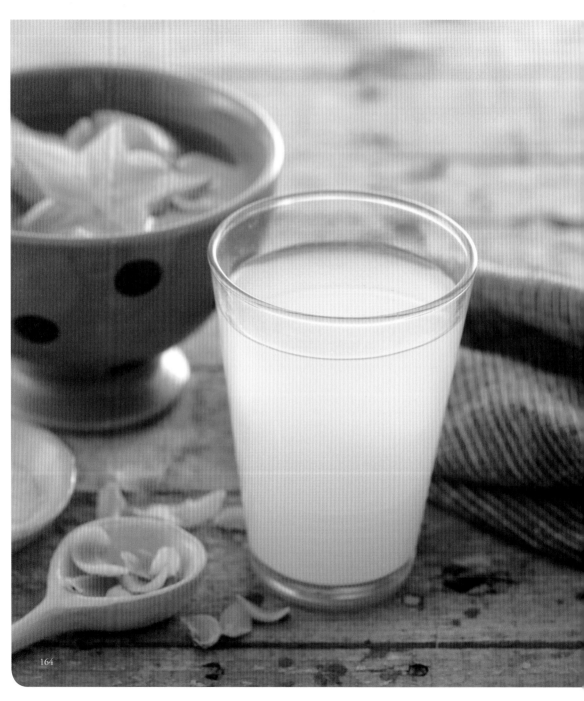

俗話說：「醫生怕治嗽」，咳嗽真的是個很麻煩的症狀，有時候感冒的其他症狀都好了，卻拖個尾巴一直咳、咳不停，中醫認為「五臟六腑皆令人咳」，可見咳嗽的原因有多　複雜。不過我們還是可以將咳嗽簡單地分為兩類，一類是寒咳，咳嗽的聲音會比較緊，痰白白的或是水水的，身體會比較怕冷，寒咳的人可以吃點溫熱的食物，像薑茶或麻油桂圓炒蛋；另一類是熱咳，咳嗽的聲音會比較粗，夾雜很多痰音，痰會偏黃或綠色，身體會覺得有點發熱，有時甚至會喉嚨痛，這一種類型的就可以吃點偏涼、化痰的東西，像是烤橘子或是本篇介紹的百合水梨潤喉湯。

食材｜水梨 2 顆　楊桃 1 顆
藥材｜百合 20 公克、浙貝母粉 10 公克

1. 水梨、楊桃洗淨後切塊，備用。

2. 將水梨、楊桃、百合放入鍋中。

3. 將鍋子放入另一個鍋中，內鍋蓋子半蓋，留一點縫隙。

4. 外鍋加入 2 碗水，蓋上蓋子。

5. 先用大火隔水加熱將水煮滾後，再關小火繼續煮約 25 分鐘。

6. 將內鍋中的湯汁倒出。

7. 飲用前，先在湯汁中加入浙貝母粉，攪拌均勻後趁熱服用。

食療重點

水梨

本草綱目記載，水梨的果實、果皮都可入藥，果實性涼，味甘、微酸，有生津潤燥、清肺化痰的功效，對於因燥熱引起的便秘、口乾舌燥，或感冒引起的黃痰等症狀等，有很好的功效。

溫馨叮嚀

• 楊桃的鉀離子含量較高，有心臟、腎臟方面疾病的人，不宜過量食用。

• 水梨的果皮也可食用，性涼、味甘、澀，主功效是清心潤肺、降火生津，可用在感冒咳嗽、黃痰、口乾舌燥等症狀，因此在製作這道潤喉湯時，會連皮一起燉煮。由於水梨本性偏寒，用在熱咳、黃痰這些偏風熱的症狀上，效果較顯著。

肝指數過高，
要先救的是「脾」？

只要勞累過度，熬夜個幾天，大家就會說快要「爆肝」了，電視上也常出現因為勞累而引起猛爆性肝炎或猝死的新聞。到底勞累過度、猝死跟肝有什麼關係呢？首先要先說的，很多的猝死都是因為腦血管或是心臟疾病引起的，跟肝比較沒有關係，而多數人理解的爆肝，就是抽血檢查時的兩個肝指數過高，只要超過標準值，多數人就覺得要爆肝了。而這兩個肝指數正確來說應該叫做肝發炎指數，當肝臟受到攻擊、破壞的時候，這兩個指數就會飆高。熬夜勞累並不會去攻擊肝，不會造成肝臟損壞，肝指數也不會變高，因此勞累過度並不會爆肝。

反倒是愛吃甜食、喝飲料、油炸食物，脂肪過多的人容易會有脂肪肝的問題，肝病可說是台灣國人的國病，很多人都有慢性 B 型、C 型肝炎，出國旅遊去藥妝店亂買藥，回來後亂吃藥，朋友聚餐、心情鬱悶喝酒，這些都是造成肝指數過高的原因。尤其是病毒性慢性肝炎，更是肝病三部曲：肝炎、肝硬化、肝癌最主要的原因，肝是沈默的器官，通常不會有太多的不舒服，因此要避免走到爆肝這個階段，最好的方法就是定期檢查。

中醫認為肝屬木、脾屬土，木克土，肝氣過旺就會影響到脾的運作功能，所以有時候緊張的時候就會拉肚子，壓力大的時候就會吃不下飯。《金匱要略》裡說：「上工治未病，夫治未病者，見肝之病，知肝傳脾，當先實脾。」

也就是說勞累過度時會損耗氣血，如果再加上吃東西不規律，脾的氣會過度消耗，脾氣虛了無法克制過旺的肝氣，因為肝為將軍之官，如果沒有人管得了將軍，他就會帶著軍隊攻打自己的身體，引發氣血大亂。

因此從中醫的角度來看，勞累過度會先傷脾氣，進一步才會引發肝臟的問題。換句話說，如果有肝臟的疾病，除了接受正規治療之外，更要加強補充營養，也就是「補脾」的概念，平常吃東西要定時定量，不要勞累過度以免損害脾氣，可以喝雞精、蜆精，或是黃耆、人參這些補充營養、補氣的東西，就不用怕熬夜後爆肝了。

(TIPS) 到底要吃什麼才能「補脾」？

脾為後天之本，很容易因為不良的飲食、生活習慣，造成脾虛，進而引起許多身體的不適，很多人問我要吃甚麼才可以補脾，但我覺得光吃這些補脾的東西是不夠的，更重要的是要養成飲食定時定量－均衡飲食的習慣，規律的飲食比吃好東西更重要，就像我們都希望每個月可以固定時間領薪水一樣，如果能夠按時吃飯，吃好的東西才有意義，話又說回來，也沒有一定要吃什麼補脾的東西，只要是正常均衡的食物，都是對脾好的，那就是補脾了。

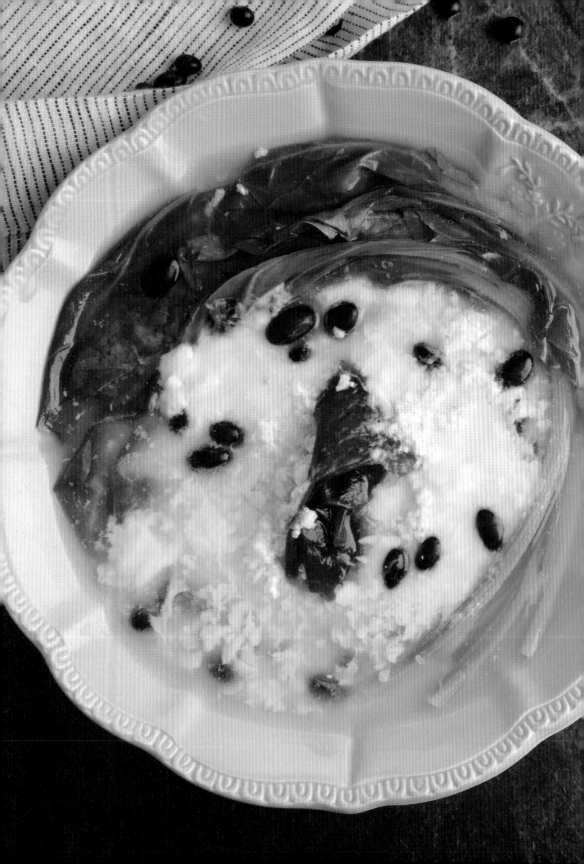

運動、宵夜都能吃，簡單就完成！

這些時候，也可以吃食療！

燃脂最快速——黑豆菠菜燕麥粥

增肌這樣吃——黃耆鮭魚玉米粥

比賽前備戰——人參牛肉番茄湯

就想吃宵夜——夜交藤排骨寧心湯

這樣吃宵夜不發胖，
還能一夜好眠

記得以前念書時念過一篇古人的故事，內容大概是他站在河邊玩耍，看到魚逆流而上，於是他就想到，人也要力爭上游、努力不懈，才能夠成就一番大事業。我想這個故事激勵了很多人，大家齊心齊力，甚至犧牲了健康，才能讓台灣在亞洲、以及世界上得到了許多第一，但是有項第一名大家一定不知道，根據衛福部的資料顯示，我國成年人及兒童的肥胖比率皆居亞洲之冠，以前號稱是亞洲四小龍的台灣，現在變成亞洲最胖的一條龍了，由此可知肥胖是個必須積極解決的問題。

根據衛福部二〇一三至二〇一四年的統計，成年男性過重及肥胖的比率是 48.9%，女性是 38.3%，意思就是每兩個成年男性就有一個過重，女性則是每三個就有一個過重，有些人會以為是因為年紀大代謝變慢了，才會越來越胖。台灣人肥胖比例如此之高，吃太好、不運動是最主要的原因，所謂吃太好就是喜歡吃高碳水化合物、高油脂、高熱量的東西，也就是甜食、蛋糕、麵包、餅乾、零食、油炸食物吃太多，沒事又要來一杯含糖飲料，造成體內不斷堆積脂肪。

還有一個原因就是現在普遍都是雙薪家庭，常常沒有辦法親自下廚，也無法費心去挑選食物，導致營養失衡，很多人會反駁說，外國人還不是喝可樂、吃蛋糕，也沒有很胖啊，為什麼我們吃就不行，其實道理很簡單，因為我們的活動量很少，多數人一放假就宅在家追劇，就算有運動也是一天捕魚三天曬網，不然就是進行很激烈的運動，這樣的動靜失宜，未必對身體的代謝有益，有時候反而造成身體的負擔。

因此我建議最好的運動方式，就是將運動融入生活之中，平常通勤的時候可以提早一點下車，坐車時盡量用站的，外出買東西能走路就盡量步行，每天小小的累積運動量，即使沒有明顯的變瘦，但是最重要的是對身體健康一定有幫助，何樂而不為呢？

除了運動之外，也要正確地控制飲食，因此本章專為想要運動瘦身，但又怕攝取過量食物的讀者設計燃脂食療，主要特色為高纖、低熱量，並以中藥材來補充運動後流失的體力及元氣，就算是吃宵夜也不用擔心發胖。

黑豆菠菜燕麥粥

👤 2-4 人份　🕐 30 分鐘　🚫 運動前取代正餐

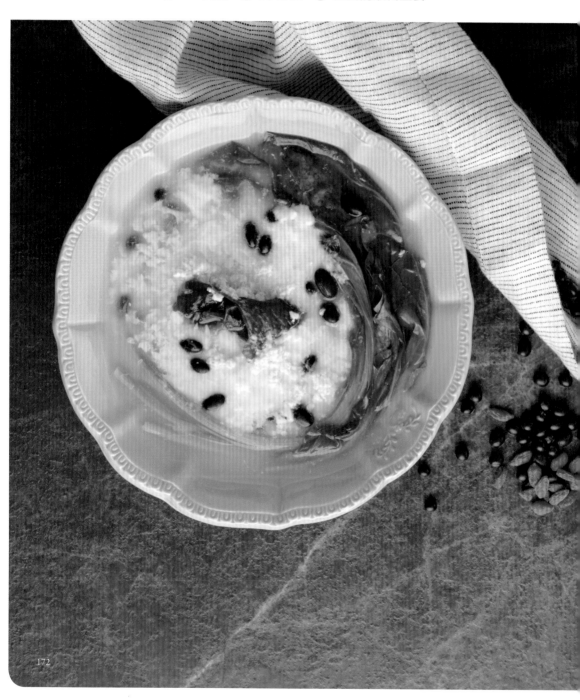

近年來減肥已經是全民運動，但很多人為了希望快速達到效果，會用一些很極端的方法，第一個方法就是節食。如果因為食量大、暴飲暴食而變胖，那麼將食慾恢復到正常量是正確的節食方法，而且是可以瘦得下來的。但是如果本來食量就不大，那就不應該用節食的方式來減肥，因為飲食低於基礎代謝率的話，代謝會越來越慢，就會越來越難瘦。本篇的料理可以在運動前用來取代正餐，可以減少熱量的攝取，避免血糖上升太快，記得必須要搭配運動，減脂的效果才會更明顯。

食材 | 燕麥 100 公克　黑豆 30 公克　海帶芽 10 公克　菠菜 50 公克　雞蛋 1 顆
藥材 | 枸杞 10 公克　陳皮 10 公克　山楂 15 公克

1. 燕麥、黑豆、枸杞泡水，海帶芽用水泡軟、切碎，菠菜汆燙，陳皮、山楂放入紗布袋中，備用。

2. 將中藥包放入鍋中，加水 1000c.c.，先以大火煮滾，關小火繼續煮 20 分鐘。

3. 將中藥包撈起，放入燕麥、黑豆、枸杞，煮約 10 分鐘，直到大部份食材都軟化好入口。

4. 加入海帶芽及菠菜，煮約 3 分鐘。

5. 加入雞蛋，煮熟後加鹽調味，即可食用。

食療重點

山楂
主功效有促進消化、降血脂的功能，腸胃虛弱者、孕婦要少吃，不宜與海鮮、人參、牛奶、檸檬一同料理。

燕麥
含有豐富的膳食纖維，能讓人體血糖長期維持在高水平，增加飽足感，是減肥必備的助攻食材。

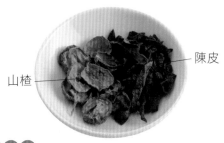

山楂　　　　　　　　　陳皮

溫馨叮嚀

• 黑豆不容易煮爛，泡水時間可以拉長，也可以用雞肉絲取代。
• 料理時菠菜也可以切碎，比較好消化。
• 煮的過程要注意水量的變化，太過濃稠可再多加水。
• 就算不是為了減脂，這道料理也很適合當作早餐食用。

黃耆鮭魚玉米粥

⊘ 2-4 人份　　⏲ 40 分鐘　　⊘ 運動後取代正餐

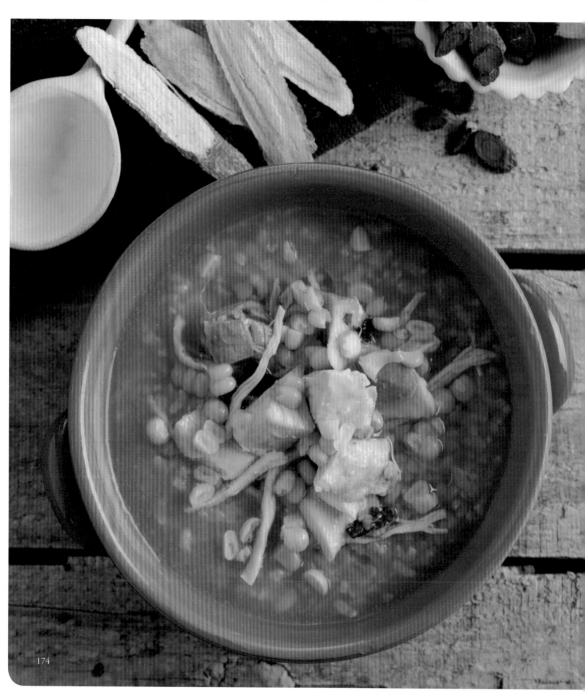

很多人問我，體重跟體脂肪到底要減到多少才是標準，大家都會陷入這樣的迷思，變得只在意數字的變化，而忘記了減肥最重要的初衷。大家不妨想一下，當初減肥的目的是什麼，我想大概不外乎是為了身體健康或是看起來更好看，如果只在意數字的變化，往往就會用一些極端的方法來減肥，而損害健康。建議在減重的朋友在減重後半段可以適度做一些重量訓練，增加肌肉強度，可以讓身體曲線更健美，運動後多少會出現肌肉痠痛的現象，本篇料理所添加炒白芍及炙甘草可消除痠痛，對於運動後的肌肉緊繃有很好的舒緩效果。

食材｜糙米 100 公克　玉米粒 100 公克　雞胸肉 150 公克　鮭魚 150 公克
藥材｜黃耆 10 公克　炒白芍 10 公克　炙甘草 10 公克

1. 糙米洗淨、泡水，雞胸肉、鮭魚切塊，黃耆、炒白芍、炙甘草放入紗布袋中，備用。

2. 將中藥包放入鍋中，加水 1500c.c.，先以大火煮滾，關小火後繼續煮 20 分鐘，將中藥包撈起。

3. 雞胸肉、鮭魚在另一鍋中燙熟，用手撥成細絲。

4. 將糙米、雞胸肉、鮭魚、玉米放入步驟 2 鍋中，煮約 20 分鐘，直到糙米軟化好入口。

5. 加鹽調味，即可食用。

食療重點

炒白芍
主功效為益陰養血，與炙甘草合用，是源自於傷寒論的芍藥甘草湯，雖然只有兩味藥組成，但臨床的應用非常廣，凡是肌肉緊繃引起的疼痛都可以使用。

炙甘草
主功效為緩急止痛、酸甘化陰，陰液得以滋養筋脈，肌肉緊繃疼痛自然就可以得到緩解，後來有人把芍藥甘草湯稱為「去杖湯」，本來痛到要拿拐杖，喝完湯就可以拐杖丟掉了。

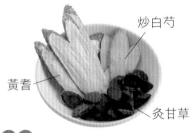

炒白芍
黃耆
炙甘草

溫 馨 叮 嚀

• 糙米不容易煮軟，泡水時間可以拉長，也可以在煮之前，先放到果汁機稍微打碎。
• 這道料理適合在做過重量訓練之後，取代正餐食用，只吃這道料理沒有做運動，是不會長肌肉的。
• 感冒初期不要吃，以免閉門留寇，延緩感冒痊癒的時間。

人參牛肉番茄湯

2-4 人份　　40 分鐘　　早上或中午吃 1-2 碗

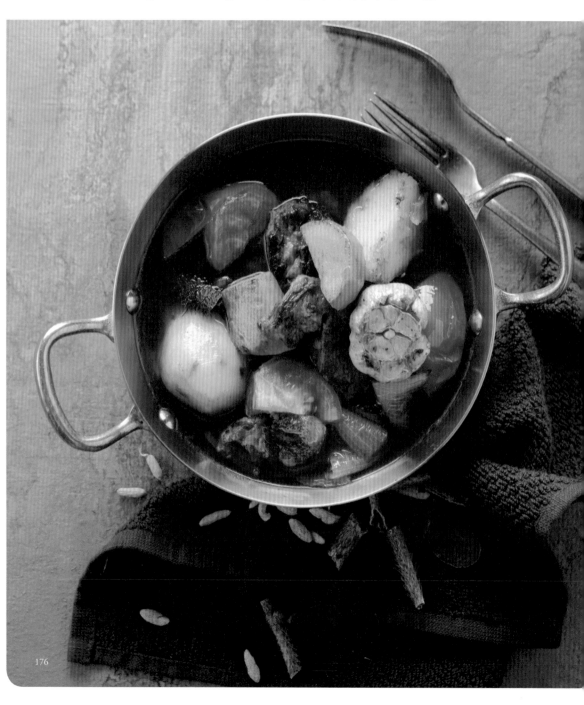

現在很流行跑步，幾乎每個週末都有舉辦路跑活動，但是如果平常沒有訓練就貿然參加馬拉松路跑，對身體的傷害是很大的。如果股四頭肌不夠強健，會容易造成膝蓋受傷；如果腹部肌肉不夠強健，內臟頻繁震動，也容易造成身體不適及傷害。平常就有固定訓練的人，也要注意體力調節。我有個病人就是這樣，平常白天上班就已經很忙了，一到了比賽前的幾個禮拜，因為下班後還要訓練造成體力透支，結果比賽前幾天跑來找我，說體力越訓練越差，成績越跑越慢，問我該怎麼辦，後來一看才發現身體的氣都虛掉了，緊急補氣之後才幫助他恢復體力，也取得了好成績。本篇的食療添加了補氣之王高麗參，另外還有刺五加、五味子、麥門冬，這幾項藥材對於強健體質有很好的功效，尤其適合需要參加比賽或是應考前補充元氣，提升表現能力。這道料理也很適合因為氣虛引起疲倦、沒精神、抵抗力差的人食用。

食材｜牛肉 300 公克　馬鈴薯 1 顆　紅蘿蔔 1 顆　牛番茄 1 顆　洋蔥半顆
　　　蒜頭 5 顆
藥材｜高麗參 10 公克　刺五加 20 公克　麥門冬 10 公克　五味子 5 公克

1. 牛肉切塊，馬鈴薯、紅蘿蔔削皮、切塊，牛番茄、洋蔥切塊，蒜頭去膜，高麗參、刺五加、麥門冬、五味子放入紗布袋中，備用。

2. 將中藥包放入鍋中，加水 2000c.c.，先以大火煮滾，關小火繼續煮 20 分鐘，將中藥包撈出。

3. 同時另起一油鍋，將蒜頭炒香後，再將洋蔥炒至半透明狀。加入牛肉，炒至表面微熟。

4. 加入馬鈴薯、紅蘿蔔稍微拌炒。

5. 將炒過的食材、牛番茄放到步驟 2 中藥湯中。

6. 加入少許醬油、味醂調味、調色。

7. 熬煮約 20 分鐘，直到所有食材軟爛，即可食用。

食療重點

高麗參
有「百草之王」之稱，補氣的效果非常好，其中所含的人蔘皂苷成分還可以降低疲勞感，提升體力。

刺五加
又稱為西伯利亞人參，與常見的人參同屬五加科，可用來調節生理機能，緩解身心的壓力，改善體質虛弱，滋補強壯，延年益壽。

溫馨叮嚀
• 可直接食用，也可加麵或是加飯，增加飽足感。
• 感冒初期不要吃。

夜交藤排骨寧心湯

2-4 人份　　30 分鐘　　任何時間都可以食用

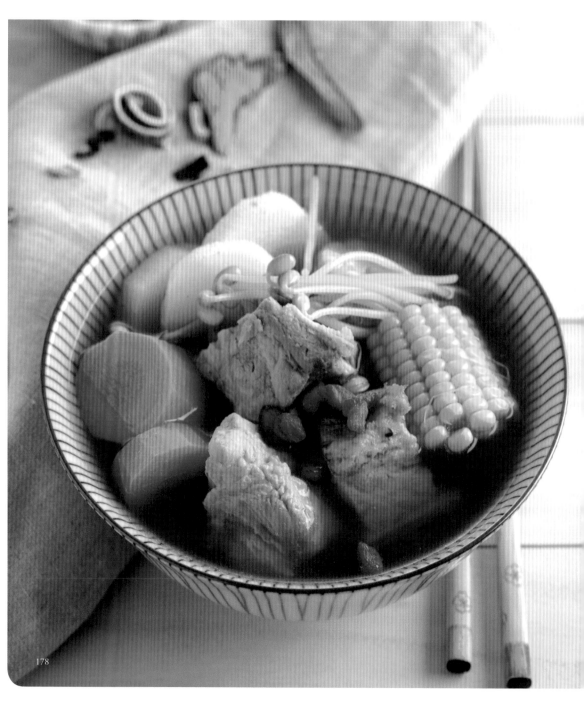

很多人問我幾點以後不能吃東西，到底能不能吃宵夜，那宵夜要吃什麼比較好，在回答這個問題前，我要先來幫宵夜這兩個字去污名化。一般人都認為吃宵夜會造成身體負擔，會傷胃、會變胖，那是因為吃完馬上就躺下來睡覺的關係，如果吃完東西兩個小時之後，讓食物從胃排空，對身體的傷害就會小很多了。有些人起床起得晚，吃飯時間也比較晚，所以可能到九點才吃晚餐，那這一餐到底該算晚餐還是宵夜，所以我建議他把早餐、午餐、晚餐、宵夜改成第一餐、第二餐、第三餐、第四餐，少了「宵夜」這個名稱，心理壓力是不是明顯變少呢？而最後一餐要在睡覺前兩個小時前完成，這樣比較不會造成身體負擔，不管一天吃幾餐，一樣要遵守定時定量、均衡、多變的原則像我一天都吃四餐，體重也沒有太大的變化，就是最好的驗證。

食材 | 黃豆芽 100 公克　玉米 1 根　紅蘿蔔半根　山藥 100 公克　排骨 100 公克
藥材 | 合歡皮 10 公克　夜交藤 10 公克　陳皮 5 公克

---

1. 黃豆芽洗淨、泡水，玉米切段，紅蘿蔔、山藥削皮、切塊，排骨洗淨、汆燙，合歡皮、夜交藤、陳皮放入紗布袋中，備用。

2. 將中藥包放入鍋中，加水 1500c.c.，先以大火煮滾，關小火繼續煮 20 分鐘。

3. 將中藥包撈出，放入所有食材，繼續煮 10 分鐘，直到所有食材軟化好入口。

4. 加鹽調味，即可食用。

食療重點

黃豆芽
蛋白及碳水化合物是綠豆芽的兩倍，富含纖維、低熱量，也有很好的養顏功效，料理時直接用油快速拌炒，或用熱水稍微汆燙就可以食用。

合歡皮
主功效能改善心神不安、憂鬱失眠等。孕婦及潰瘍病、胃炎患者需慎服。

溫馨叮嚀

• 這道料理使用的中藥材夜交藤及合歡皮，具有寧心、安神的作用，喝過湯之後，就不要開車、進行精密、具有危險性的行為。

• 晚上容易做夢、容易醒來的人，可以只用藥材煮成水睡前喝。

將食療融入生活，
健康隨手可得

有些病患會問我，有沒有什麼方法可以立即且快速解除病痛不適呢？其實，健康真的沒有捷徑，也沒有所謂的靈丹妙藥，希望這本書能傳遞給讀者一個正確的食養觀念。想擁有健康的人生，必須從生活習慣開始改變，將食療融入到日常生活中，就能慢慢地平衡體質，提升免疫力，當然每天擁有愉快的心情是最重要的，這樣身體和心靈才能獲得真正的平衡，願大家都能從本書找到最適合自己的食療，讓身體和心靈獲得真正的平衡。

陳峙嘉

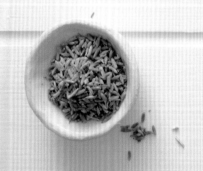

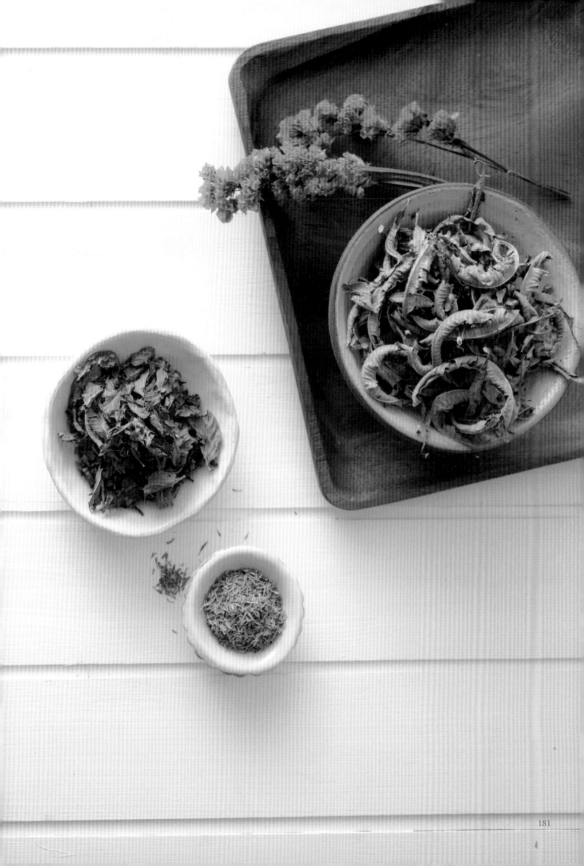

日日湯療

湯，天天都要喝；
喝當天身體需要湯的最好！
加班過勞、臉色差、全身痠痛、用眼過度等，喝
湯就能緩解，中醫師特調的 39 道對症家常湯，
省時・美味・紓壓，1 碗就有感，

陳崎嘉◎著

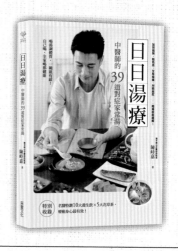

燃脂生酮 21 天啟動計畫

以優質脂肪為主食，回歸原始生理機制，
提升大腦活力，瘦得科學又健康
美國生酮飲食權威長達 15 年研究與親身實證，
60 道燃脂生酮食譜＋ 21 天生酮代謝啟動計畫，
結合理論與實踐，完整公開！

諾拉・蓋朱達斯◎著

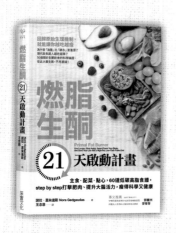

低醣・生酮常備菜

第一本「台式家常口味」生酮常備料理專書
不挨餓、不用喝油、醣質不超標，
80 道吃進優質肉類・海鮮・酪梨・好油脂
的生酮常備食譜

彭安安◎食譜設計
賴美娟營養師◎食譜審訂

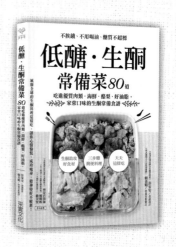

排濕瘦身法

韓國當紅！「9 天排濕瘦身計畫」
體內的「痰濕」是一切疾病來源，
下半身肥胖、游泳圈、中年肥、浮腫、疲勞、
慢性病……
實行「排濕瘦身法」，
9 天後，你的身體將輕如羽毛

李京姬◎著

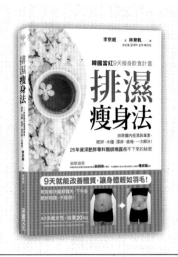

總是精神百倍的人，吃的跟你不一樣？

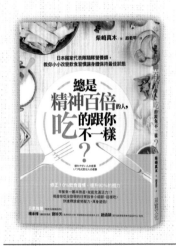

日本國家代表隊隨隊營養師，
教你小小改變飲食習慣讓身體保持最佳狀態
有些食物，讓你越吃越累，
有些食物，卻能讓你精神百倍，
總是欲振乏力的人，
只要改變 10% 的飲食，就能提升 90% 的體力

柴崎真木◎著

小腿肚 6 大經穴對症按摩

小腿肚知道你哪裡生病了！
小腿肚是全身健康的「檢測器」與「紓解開關」
搭配經穴位置，沿著六大經絡對症按壓小腿肚
惱人的頭痛、婦女病、慢性疾病都能不藥自癒

小池弘人、市野沙織◎著

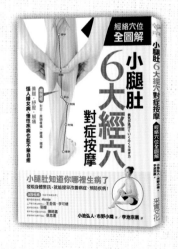

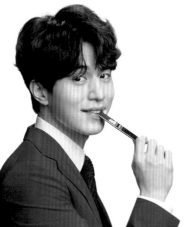

隨時即食

即刻復活
EVERYTIME
極品6年根高麗蔘精華液

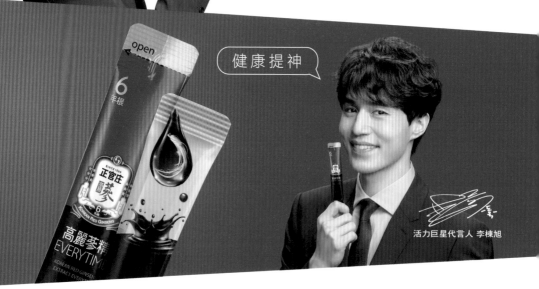

健康提神

活力巨星代言人 李棟旭

攜帶方便

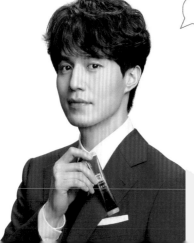

只用極品
6年根
高麗蔘
不添加其他人蔘

韓國原裝
全球同步
熱銷

連續十年
全球
NO.1*

*資料來源：Euromonitor International Ltd 維他命及營養補充劑2007-2016以零售計算市場佔有率 ch2017

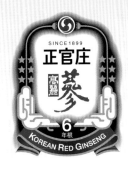
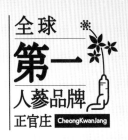

全球
第一
人蔘品牌
正官庄 CheongKwanJang

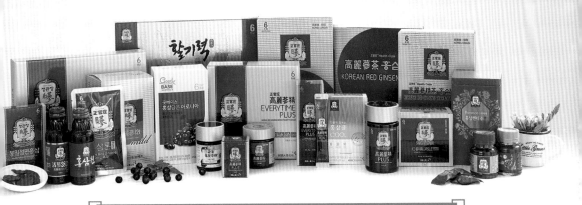

最高品質的把關 值得您信賴

嚴選100%契作，最高品質六年根高麗蔘

GMP認證工廠生產，100%韓國原裝

從栽種到產品上市，八年間進行七回 290多項嚴苛檢驗

通過台灣SGS 311項農藥檢測

高麗蔘的 **6** 大益處

🛡 提升保護力　　📞 增強體力　　🍎 調節熟齡女性生理機能

💡 思考更靈活　　😊 青春美妍力UP　　🔄 促進體內循環

資料來源：Euromonitor International Ltd 維他命及營養補充劑2007-2016以零售計算市場佔有率 ch2017

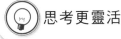 正官庄-粉絲團 🔍

韓國人蔘公社

HealthTree 健康樹 健康樹系列099

日日食療

中醫師精心設計40道療癒身心的對症家常菜

作　　　者	陳峙嘉
料理示範	安安老師
總 編 輯	何玉美
責任編輯	陳鳳如
美術設計	張天薪、萬亞雰
攝　　　影	王正毅
妝髮設計	小年的新娘秘密花園

出版發行	采實文化事業股份有限公司
業務發行	張世明‧林踏欣‧林坤蓉‧王貞玉
國際版權	鄒欣穎‧施維真‧王盈潔
印務採購	曾玉霞‧謝素琴
會計行政	李韶婉‧許俽瑀‧張婕莛
法律顧問	第一國際法律事務所　余淑杏律師
電子信箱	acme@acmebook.com.tw
采實官網	www.acmebook.com.tw
采實粉絲團	www.facebook.com/acmebook01

I S B N	978-986-95473-2-1
定　　　價	360元
初版一刷	2017年11月
初版六刷	2023年3月
劃撥帳號	50148859
劃撥戶名	采實文化事業股份有限公司
	104台北市中山區南京東路二段95號9樓
	電話：(02)2511-9798　傳真：(02)2571-3298

有鑑於個人健康情形不同，患有疾病者若欲飲用書中湯品及養生飲，請先諮詢專業醫師，避免造成身體不適。

國家圖書館出版品預行編目資料

日日食療 / 陳峙嘉作. -- 初版. -- 臺北市：
采實文化, 民106.10
　面；　公分. -- (健康樹系列 ; 99)
ISBN 978-986-95473-2-1(平裝)

1.食療 2.食譜

413.98　　　　　　　　　　106017170

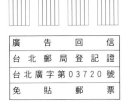

采實文化 **采實文化事業股份有限公司**
ACME PUBLISHING

10479台北市中山區建國北路二段92號9樓
采實文化讀者服務部　收
讀者服務專線：（02）2518-5198

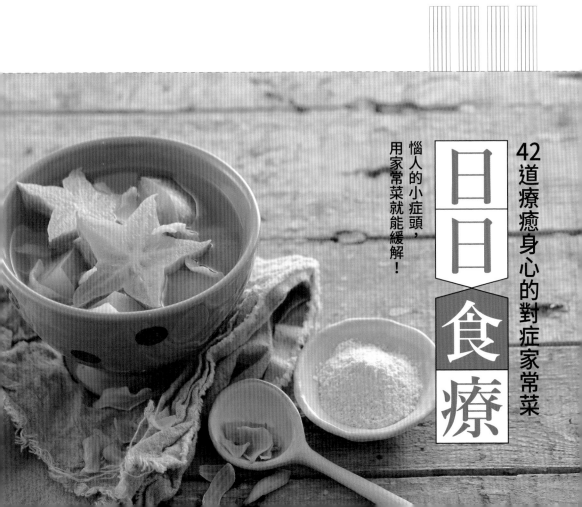

42道療癒身心的對症家常菜

日日食療

悩人的小症頭，
用家常菜就能緩解！

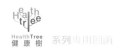

系列：健康樹系列099
書名：**日日食療：中醫師精心設計40道療癒身心的對症家常菜**

讀者資料（本資料只供出版社內部建檔及寄送必要書訊使用）：

1. 姓名：

2. 性別：□男　□女

3. 出生年月日：民國　　　　年　　　　月　　　　日（年齡：　　　　歲）

4. 教育程度：□大學以上　□大學　□專科　□高中（職）　□國中　□國小以下（含國小）

5. 聯絡地址：

6. 聯絡電話：

7. 電子郵件信箱：

8. 是否願意收到出版物相關資料：□願意　□不願意

購書資訊：

1. 您在哪裡購買本書？□金石堂（含金石堂網路書店）　□誠品　□何嘉仁　□博客來
　　□墊腳石　□其他：＿＿＿＿＿＿＿＿＿＿＿＿＿（請寫書店名稱）

2. 購買本書日期是？＿＿＿＿年＿＿＿＿月＿＿＿＿日

3. 您從哪裡得到這本書的相關訊息？□報紙廣告　□雜誌　□電視　□廣播　□親朋好友告知
　　□逛書店看到　□別人送的　□網路上看到

4. 什麼原因讓你購買本書？□喜歡作者　□注重健康　□被書名吸引才買的　□封面吸引人
　　□內容好，想買回去做做看　□其他：＿＿＿＿＿＿＿＿＿＿＿＿＿＿＿＿（請寫原因）

5. 看過本書以後，您覺得本書的內容：□很好　□普通　□差強人意　□應再加強　□不夠充實
　　□很差　□令人失望

6. 對這本書的整體包裝設計，您覺得：□都很好　□封面吸引人，但內頁編排有待加強
　　□封面不夠吸引人，內頁編排很棒　□封面和內頁編排都有待加強　□封面和內頁編排都很差

寫下您對本書及出版社的建議：

_____

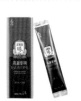